國家古籍整理出版專項經費資助項目

中華古籍保護計劃

ZHONG HUA GU JI BAO HU JI HUA CHENG GUO

·成果·

中華醫藏

第三編

叢書卷

聊復集

（清）汪必昌 輯纂

《中華醫藏》編委會 編
江凌圳 主編

國家圖書館出版社

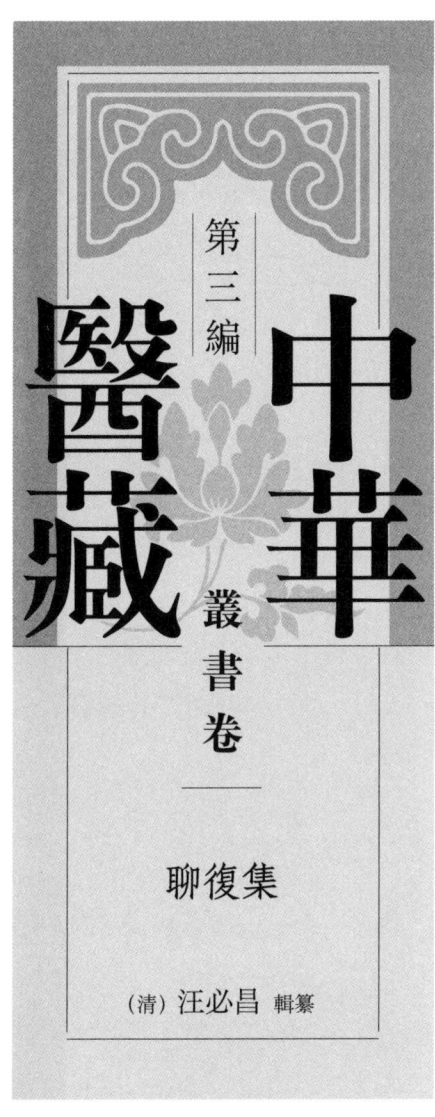

圖書在版編目(CIP)數據

聊復集/(清)汪必昌輯纂;《中華醫藏》編委會編;江凌圳主編. 北京:國家圖書館出版社,2024.8. --(中華醫藏·第三編·叢書卷). --ISBN 978-7-5013-8135-7

Ⅰ. R2-52

中國國家版本館 CIP 數據核字第 20249BH731 號

書　　名	聊復集
著　　者	(清)汪必昌 輯纂
叢 書 名	中華醫藏·第三編·叢書卷
著　　者	《中華醫藏》編委會 編　江凌圳 主編
項目統籌	殷夢霞
責任編輯	張愛芳　靳　諾　宋紅垚
編　　務	湯紅霞
封面設計	敬人書籍設計工作室

出版發行	國家圖書館出版社(北京市西城區文津街7號　100034) (原書目文獻出版社　北京圖書館出版社) 010-66114536　63802249　nlcpress@nlc.cn(郵購)
網　　址	http://www.nlcpress.com
印　　裝	北京金康利印刷有限公司
版次印次	2024年8月第1版　2024年8月第1次印刷

開　　本	787×1092　1/16
印　　張	31.75
書　　號	ISBN 978-7-5013-8135-7
定　　價	800.00圓

《中華醫藏》規劃指導委員會　編纂委員會
專家委員會人員名單（二〇一二年）

規劃指導委員會

主任委員：蔡　武　王國强

副主任委員：楊志今　周和平　李大寧

委　　員：趙　雯　于　群　劉小琴　詹福瑞　蘇　國　石鵬建　閆　金　王　居
孫光奇　裴　飈　段　勇　王　煉　桑濱生　李　昱　晋保平

規劃指導委員會辦公室

主　　任：劉小琴

副　主　任：張志清　李　昱

成　　員：尹壽松　王思成　崔　蒙　柳長華　王振國

編纂委員會

主任委員：周和平　李大寧　張伯禮

副主任委員：劉小琴　李　昱　張志清

委　　員（按姓氏筆畫排序）：

王旭東　王莒生　王振國　王國辰　方自金　邢玉瑞　伊廣謙　多吉卓嘎

李秀明　李國慶　李鴻濤　吴　格　吴元豐　沈乃文　林世田　孟慶雲

胡旺林　柳長華　段逸山　徐　蜀　徐憶農　高文柱　郭又陵　陳先行

陳其廣　陳荔京　陳紅彦　黄建明　黄潤華　黄龍祥　崔　蒙　許逸民

張志斌　張華敏　達力扎布　董洪利　楊成凱　裘　儉　鄭金生　歐陽兵

魯兆麟　諸國本　潘桂娟　薛清禄　錢超塵　嚴世芸　嚴季瀾　羅　琳

編纂委員會辦公室

主　　任：張志清　劉保延

副 主 任：尹壽松　王思成　陳荔京　崔　蒙

成　　員（按姓氏筆畫排序）：

王紅蕾　李鴻濤　張華敏　楊照坤　裘　儉

專家委員會

《中華醫藏》規劃指導委員會　編纂委員會

專家委員會人員名單（二〇二二年）

規劃指導委員會

主任委員：胡和平　余艷紅　于文明

副主任委員：張　旭　熊遠明　王志勇

委　　員：馬秦臨　李　宏　陳彬斌　張志清　唐愛華　孫志誠　王新祥　王啓明
王小龍　張劍輝　羅　静　崔建民　王思成　劉群峰　李　昱　陳榕虎

規劃指導委員會辦公室

主　　任：陳彬斌　李　昱

副　主　任：張志清　陳榕虎

成　　員：湯　琳　邱　岳　賀曉路　李海燕　蕭永芝　王振國

編纂委員會

主任委員：熊遠明　黄璐琦　張伯禮

副主任委員：陳彬斌　李　昱　張志清

委　　員（按姓氏筆畫排序）：

王　麗　王　鵬　王旭東　王春艷　王映輝　王振國　扎　巴　玉臘波
艾爾肯・卡斯木　布仁達來　邢玉瑞　多吉卓嘎　江凌圳　李文林　李海峰
李海燕　李國慶　李燦東　李鴻濤　李耀輝　吴　格　吴元豐　何清湖
佟　琳　汪　劍　沈乃文　宋　坪　宋咏梅　林世田　和中浚　胡方林
胡旺林　徐憶農　殷夢霞　陳仁壽　陳先行　陳紅彦　陳麗雲　黄建明
黄潤華　崔　爲　許逸民　張其成　張華敏　張偉娜　張愛芳　張樹劍
張豐聰　達　娃　達力扎布　楊　峰　楊繼紅　甄雪燕　趙　瓊　趙　艷
蕭永芝　蔡永敏　蔡鴻新　蔣力生　鄧　都　劉更生　戴　銘　鞠寶兆
魏　崇　儲戟農　蘇品紅　羅　琳　羅艷秋

專家委員會

顧　　問：傅熹年　丁　瑜　王　堯　安平秋

主任委員：周和平　李致忠　王永炎

副主任委員：曹洪欣

委　　員（按姓氏筆畫排序）：

于智敏　王　琦　王玉川　王旭東　王莒生　王振國　王國辰　石學敏

史金波　白化文　仝小林　邢玉瑞　朱良春　朱鳳瀚　伊廣謙　李大寧

李今庸　李秀明　李宗友　李經緯　李鴻濤　余瀛鰲　沈澍農　武繼彪

孟慶雲　胡曉峰　柳長華　段逸山　馬繼興　高文柱　陸廣莘　陳可冀

陳其廣　黃龍祥　崔　蒙　張如青　張志斌　張華敏　張瑞賢　張燦玾

萬　芳　董洪利　程毅中　焦振廉　楊成凱　楊金萍　裘　儉　甄　艷

路志正　趙京生　臧守虎　鄭金生　鄧鐵濤　魯兆麟　劉保延　劉時覺

諸國本　潘桂娟　薛清祿　錢超塵　嚴世芸　嚴季瀾

注：《中華醫藏》規劃指導委員會、編纂委員會、專家委員會人員名單據二〇二二年六月文化和旅游部、國家中醫藥管理局『關於調整《中華醫藏》規劃指導委員會、編纂委員會、專家委員會的通知』（文旅公共發〔二〇二二〕六八號）

前言

中醫藥是中華民族的偉大創造，是包括我國漢族和少數民族醫藥在内的各民族醫藥的統稱，具有悠久的歷史傳統、獨特的理論體系和豐富的技術方法，反映了中華民族對自然、生命、健康和疾病的認識，是我國獨具特色優勢的衛生、經濟、科技、文化和生態資源，具有科學和人文雙重屬性。中醫藥古籍承載着中華民族特有的精神價值、思想智慧和生命健康知識，藴含着豐富而寶貴的原創思維、獨特理論和實踐經驗，是養生保健、防病治病理論與方法的寶藏，更是中醫藥科技創新和學術進步的源泉。發掘、整理、保護和利用中醫藥古籍，不僅是弘揚中華優秀傳統文化的重要舉措，也是傳承中醫藥學術精華、促進中醫藥原始創新的必由路徑。

毛澤東同志指出：『中國醫藥學是一個偉大的寶庫，應當努力發掘，加以提高。』在黨和政府的大力支持與推動下，我國持續開展了中醫藥古籍普查、整理和研究工作。1954年11月，《中共中央批轉中央文委黨組關於改進中醫工作問題的報告》中提出，『整理出版中醫書籍：出版中醫中藥書籍，包括整理、編輯和翻印古典的和近代的醫書』，係中央對中醫藥古籍工作的首次指示，對推動中醫藥古籍工作起到了重要作用。《1963—1972年科學技術發展規劃綱要》將『整理和注解歷代中醫名著』列爲工作任務，中醫藥古籍工作首次被納入國家規劃。爲落實全國《古籍整理出版規劃（1982—1990）》，自1982年起，原衛生部先後下達了二百餘種中醫藥古籍整理研究任務，整理出版了一批經典中醫藥古籍。2005年，財政部設立專項，實施了『中醫古籍搶救工程』。2010年，財政部支持國家中醫藥管理局實施公共衛生專項資金項目『中醫藥古籍保護與利用能力建設』，成果彙成《中國古醫籍整理叢書》陸續出版。同時，在有關部門的推動下，國家圖書館（國家古籍保護中心）、中國中醫科學院中醫藥信息研究所（全國中醫行業古籍保護中心）組織全國專家學者開展了大量調研工作，從一萬三千餘種中醫藥古籍中遴選古籍元典二千二百八十九種，初步形成了《中華醫藏》選目；在進行全國古籍普查的基礎上推進中醫藥古籍普查，編纂中醫藥古籍普查登記目録，進一步理清了中醫藥古籍的存世狀況。這些工作的開展，使得中醫藥古籍保護、整理和研究工作薪火相傳，延續至今。

習近平總書記指出，『中醫藥學是中國古代科學的瑰寶，也是打開中華文明寶庫的鑰匙』，强調要『切實把中醫藥這一祖先留給我們的寶貴財富繼承好、發展好、利用好』。黨的十八大以來，歷久而彌新的中醫藥學迎來了天時、地利、人和的歷史發展機遇，中醫藥古籍工作得到前所未有的重視和加强。2019年，《中共中央 國務院關於促進中醫藥傳承創新發展的意見》提出『挖掘和傳承中醫藥寶庫中的精華精髓。加强典籍研究利用，編撰《中華醫藏》』。2022年，中共中央辦公廳、國務院辦公廳印發的《關於推進新時代古籍工作的意見》，提出『梳理挖掘古典醫籍精華，推動中醫藥傳承創新發展，增進人民健康福祉』。系統總結、整理、挖掘中醫藥古籍資源，夯實中醫藥學進一步發展的理論基礎，促進中醫藥傳承創新發展，努力保障人民身心健康，增進社會福祉，成爲行業期待、社會所需和時代召唤。爲此，在全國古籍普查工作已取得重大成果的今天，去粗取精，去僞存真，將中醫藥古籍的元典和精華萃爲一編尤爲重要，是一項强固中醫藥傳承創新發展大厦基石的偉大工程。

2018年，財政部正式將《中華醫藏》列入『中華古籍保護計劃』立項資助，由文化和旅游部牽頭，國家中醫藥管理局組織推進，國家圖書館（國家古籍保護中心）、中國中醫科學院中醫藥信息研究所（全國中醫行業古籍保護中心）具體實施。全國二十八家單位、三十四個課題組、近千名專家學者參與，國内外二百餘家古籍館藏機構支持項目實施。

《中華醫藏》是集保存、研究、利用爲一體的中醫藥古籍再生性保護項目。萃取精華、呈現元典，與部次流别、提要鈎玄是這套大型叢書的兩項核心工作，同時致力於推動中醫藥古籍的學術研究與資源開放共享。一方面通過深入細緻的目録學研究和全面實地考察，收録涵蓋中醫藥經典著作、各學科領域源頭性與代表性著作、歷代醫藥名家名著等，所選版本力求最精，采用『編』『類』相結合的方式，集成編纂，以先進的技術手段影印出版，使得珍貴醫籍化身千百，分藏各地，用之當代，垂之後世，架起中醫藥古籍保護和利用的橋梁。另一方面通過『辨章學術，考鏡源流』，形成每一類目的『類序』和每一書目的『提要』，可以爲科學研究提供豐富的文獻基礎，爲文化、教育和相關産業提供系統便捷的研究資料，爲臨床實踐、養生保健提供寶貴的經驗，使後世學者能『即類求書，因書究學』，真正做到『人守其學，學守其書，書守其類』。

《中華醫藏》是國家重大文化工程，是中醫學傳承創新發展的基礎性學術巨著，也是盛世修典的重要體現。《中華醫藏》之『藏』是中國古代醫學典籍之『藏』，不僅是中醫藥古籍文獻的系統彙集和影印出版，更是嚴謹的學術研究和體系創新；既是對存世重要古典醫籍的集結彙總和分類編次，也是對中醫藥學術發展史的一次系統梳理，是歷代傳世醫藥文獻系統研究整理的最新成果。通過遴選編修、影印出版，引領具有版本價值、學術價值和臨床價值的珍貴典籍走出秘閣、服務社會，昭示先賢智慧，傳承醫統正脉，引導原始創新，保護原創權益，爲後世留下一座恢宏而實用的寶庫，意義和價值重大，必將爲加快構建中國特色、中國風格、中國氣派的中醫藥學科體系、學術體系和話語體系，爲中華文明的偉大復興做出更大的貢獻！

編纂一部賅括古今、薈萃百家、涵蓋各科，全面反映中醫藥學發展歷程和成就的大型醫學叢書，是幾代中醫藥學人的夢想。在《中華醫藏》的編纂過程中，全體同仁群策群力，同心同德，不畏艱難，奔走於全國各地，搜采秘本佳籍。同時，該項目得到了社會各界的廣泛支持，許多專家不顧年高事繁，事必躬親，爲項目實施建言獻策、保駕護航。值此《中華醫藏》出版之際，謹對財政部、文化和旅游部、國家中醫藥管理局、中國社會科學院等部委單位的大力支持、悉心指導，對社會各界的鼎力襄助、中醫藥行業同仁的辛勤付出致以崇高的敬意和衷心的感謝！

《中華醫藏》編纂委員會

二〇二二年十月十日

凡例

一、《中華醫藏》是『中華古籍保護計劃』的一項重大成果，由文化和旅游部牽頭，國家中醫藥管理局組織推進，國家圖書館（國家古籍保護中心）、中國中醫科學院中醫藥信息研究所（全國中醫行業古籍保護中心）具體實施。其編纂宗旨爲保護、傳承、整理、利用中醫藥古籍，着力推動中醫藥古籍的學術研究與資源開放共享，揭示中醫藥發展源流，推動中華傳統醫藥科技發展與文化守正創新。

二、《中華醫藏》選録歷代中醫藥經典醫籍，在選擇版本時注重珍稀孤罕善本和有藝術特色的繪刻佳本，共計二千二百八十九種，其中民族醫藥古籍二百二十四種。

三、選録範圍：

（一）寫印於1911年以前（含1911年）的中醫藥古籍，其中民族醫藥古籍年限適當後延；

（二）收録中醫藥古籍僅限紙質文獻；

（三）適當收録在國外寫印的、由中國人編撰的中醫藥著作；

（四）民族醫藥古籍僅爲用漢文或民族文字著述者；

（五）適當收録分散載於《道藏》等各類叢書、類書和文集中的醫、藥、養生論著。

四、選録原則：

（一）中醫藥經典著作及其注釋研究著作。原書已佚的經典著作，選擇最佳輯本；

（二）中醫藥各學科代表著作、源頭性著作；

（三）歷代醫藥名家名著；

（四）地區代表性醫藥著作，如地方本草、地方病專著等；

（五）具有民間特色的中醫藥著作，如鈴醫、草藥醫及行之有效的特殊療法等；

（六）歷代醫事制度、醫家傳略、醫史著作等。

五、本書選録中醫藥古籍儘量選取其存世（包括國内外）最早、最完好、刻印或抄録最佳的版本爲底本；選録之書版本殘損者，進行書版補佚。補配原則如下：

（一）選録古籍的同一版本。某些卷帙分藏數地，則通過補配合成完璧；

（二）補配時，在全面調研的基礎上，選定主體底本（主體底本應是同一版本的古籍中書品狀況最爲完好者），依據主體底本的殘損缺佚情況選擇該書同一版本的其他藏品進行補配，并注明殘損缺佚及補配的相關信息。

六、本書按分類編年法編排：

（一）全書設二級結構，第一級爲『編』，第二級爲『類』。全書分四編，具體如下：

第一編：醫經（内經、難經）、傷寒金匱、本草、養生、醫史；

第二編：藏象、運氣、病因病機、針灸推拿、經絡骨度、診法、方書；

第三編：通論、内科、外科、傷科、女科、兒科、温病、眼科、咽喉口齒、醫案醫話、叢書；

第四編：藏醫、蒙醫、維吾爾醫、傣醫、彝醫。

（二）類下具體書籍大致依照成書年排列；成書年不詳者，依據刊刻或抄録年排列；刊刻或抄録年不詳者，依據著者卒年或大致生活年代排列；著者卒年或大致生活年代亦不詳者，依據書籍著録版本大致年代排列。

七、爲體現全書『辨章學術，考鏡源流』的功用，在每類類名下設有類序，每書書名下設有内容簡介。各書書名和著者，大體按照卷端著録。各部分文字涉及异體字的，統一使用規範漢字。

《叢書卷》編纂人員名單

主　審：盛增秀　朱建平　臧守虎

主　編：江凌圳

副主編：莊愛文　高晶晶　李曉寅　丁立維

編　委（按姓氏筆畫排序）：

丁立維　王　英　毛偉波　石芹芹　朱建平

竹劍平　江凌圳　安　歡　李延華　李　健

李曉寅　余　凱　周　維　孟子蛟　胡　晶

莊愛文　高晶晶　陳秀琳　孫舒雯　崔一迪

《叢書卷》類序

『叢書』一詞最早見於唐代韓愈《剥啄行》『門以兩版，叢書於間』，意爲聚集書籍。而作爲書籍類别的叢書，亦稱叢刊、叢刻等，即根據一定目的和使用對象，將兩種或以上獨立成書的書籍在一個總名下彙編爲一書。常見含括多個類别的綜合性叢書和單一類别的專門性叢書。叢書之體始自齊梁，叢書之名始見於唐代《笠澤叢書》（名爲『叢書』，實爲雜文集）。現存最早的叢書一般認爲是南宋嘉泰二年（1202）俞鼎孫、俞經的《儒學警悟》，惜其流傳不廣。

醫學類叢書屬於專門性叢書。現存最早的醫學類叢書爲南宋楊士瀛所撰《新刊仁齋直指》，含子書四種，包括《新刊仁齋直指附遺方論》《新刊醫脉真經》《新刊傷寒類書活人總括》《新刊仁齋直指小兒附遺方論》，該叢書總書名與子書《新刊仁齋直指》相同，係以子書名代叢書總書名。

最早見於書目著録的醫學類叢書爲元代杜思敬輯《濟生拔粹》，又名《濟生拔粹方》，選取金元時期張元素及其弟子、門人等名家醫籍十九種，擇其尤切用者，節而録之，門分類析，有論有方，雖爲節本，但對傳播、保存以及校訂金元醫籍等方面均有重要的意義，極具文獻學價值。

隨着學術的發展、印刷術的普及，明代整理、輯録叢書較多，在編纂、刊印方面取得了相當成就。醫學類叢書常見兩種類型，一是個人或家族對醫籍的彙纂，如《汪石山醫書》《景岳全書》；一是藏書家、刻書家對不同醫籍的彙刊，如胡文焕《醫家萃覽》、余象斗《必用醫學須知》。

清代是醫學叢書編纂的繁榮時期，數量逾百種，遠超前代之和。有名醫撰著，如陳念祖《南雅堂醫書全集》、王士雄《潛齋醫書五種》等；有藏書家編輯，如葉志詵《漢陽葉氏叢刻》、丁丙《當歸草堂醫學叢書》；還有官方編纂醫學叢書，如太醫院編《脉學本草醫方全書》。

民國時期，叢書又有新的發展，出現了影響深远的大型綜合性叢書，如《四部叢刊》《四部備要》等。此外，叢書編纂突破四部分類體系，如《叢書集成》以實用與罕見爲標準，分爲十大類。在此影響下，醫學叢書的編纂亦層出不窮。著名的有裘慶元編《三三醫書》，收録《温熱逢源》等九十九種醫書；錢季寅輯《影印古本醫學叢書》，收録《古本難經闡注》等十種；國醫書局輯《國醫小叢書》，收録《時疫白喉捷要》等三十四種；曹炳章輯《中國醫學大成》，收輯

《靈樞識》等一百三十餘種；裘慶元輯《珍本醫書集成》，收録《内經素問校義》等九十種；陳存仁輯《皇漢醫學叢書》，收録《素問識》等七十二種。皆具内容豐富、類别多樣的特點，對於醫籍的傳播和保存起到了極大的作用。

經過歷代叢書的編纂，中醫古籍大部分被收入醫學叢書，中醫古籍目前流傳的版本也以叢書居多。編纂刊布醫學叢書，對於醫家專人、醫學專題、地方性醫學的研究，保存醫學文獻，尤其是一些篇幅較短小、容易散佚的文獻，具有十分重要的作用。故清代張之洞《書目答問》謂：『叢書最便學者，爲其一部之中，可該群籍，搜殘存佚，爲功尤巨，欲多讀古書，非買叢書不可。』

醫學叢書類目始創於日本高島久也、岡田昌春合編的《躋壽館醫籍備考》，此後《中國醫學書目》《南京國學圖書館書目》皆仿之，專門著録醫學叢書。《中國中醫古籍總目》著録中醫叢書類古籍二百零六種，《新編中國中醫古籍總目》著録中醫叢書類古籍二百五十種。若計入民國時期的文獻，則有三百種之多。這些叢書對保存、整理、研究、傳承中醫學術發揮了重要作用。

《中華醫藏·第三編·叢書卷》收録二十七種代表性醫學類叢書。其中收録最多的爲一人自撰或據前人著述輯録的叢書，如明代王肯堂《證治準繩》，先成《雜病證治準繩》并附以《類方》，後續成《傷寒證治準繩》《幼科證治準繩》《女科證治準繩》《瘍醫準繩》四種，後世稱《六科證治準繩》；明代張三錫纂《醫學準繩六要》，含《經絡考》《四診法》《病機部》《運氣略》《本草選》《治法彙》六種；明代盧復輯《芷園醫種》，含《醫種子》四種、《芷園臆草》五種；清代沈明宗編注《醫徵》，含《金匱要略編注》《傷寒六經纂注》《温熱病論》《虚勞内傷》《女科附翼》子書五種，附録《客窗偶談》一種；清代蔡貽績輯《醫學四要》，含《醫學指要》《醫會元要》《傷寒温疫抉要》《内傷集要》四種；清代李守永删訂《司命秘笈》，含《龍宫三十禁方》《華祖青囊外症十方》《枕中秘要》三種傳説與孫思邈有關的醫書。另如《證治大還》《沈氏尊生書》《鄭氏彤園醫書》《聊復集》《齊氏醫書四種》《醫學切要全集》《醫學六種》等等。尤重名家名著稿抄本，如《泉唐沈氏醫書九種》《田晋蕃醫書七種》《正誼堂醫書九種》《連自華醫書十五種》等，其中《田晋蕃醫書七種》收録的《中西醫辨》爲中西醫結合早期經典之作。有兩人以上的名家醫著合刻叢書，如明代何柬編撰的《醫學統宗》，含子書七種，其中何柬自撰者三種，校補滑壽所著醫書三種。有學術流派、地方醫學類叢書，如清代陳嘉璴輯《醫學粹精》，除陳氏自撰之書，還收録明代有學術傳承關係的周之幹、查萬合、胡慎柔之書；清代楊乘六《己任編》，輯評明末清初醫家高鼓峰、吕留良、董廢翁三家四部醫書彙集之編；《盤珠集》，含嚴潔、施雯、洪煒三人或獨撰或合撰的五種。有官修綜合性醫學叢書，如乾隆年間組織太醫院院判編纂的官修綜合類叢書《御纂醫宗金鑑》，收録十五種醫籍。另外，《中華醫藏·第三編·叢書卷》包含了部分全書，如明代彭用光《體仁彙編》，有論有方，卷號連續，并無子書之名；張介賓《景岳全書》六十四卷，全書分爲十六種，内容不重複，卷序連續；陳澈《雪潭居醫約》取張介賓《類經》、王肯堂《證治準繩》、繆希雍《神農本草經疏》等書之精要，參以自身醫案，編輯成書，是一部内容豐富的綜合性醫書；清代程文囿《醫述》十六卷，編纂思想統一，卷次連續，但又各有主題，書中引録甚多，所輯古今醫書三百二十餘種，經史子集四十餘種。

需要説明的是，部分所收叢書有缺子書、缺卷、缺葉者，如有同一版本儘量配補。其中清代汪啓賢、汪啓聖選注《濟世全書》，本藏從他館補配三種，收齊二十七種子書，首次成爲完書。《新刊仁齋直指》《濟生拔粹》《古今醫統正脉全書》等代表性醫學類叢書的子書計劃收入《中華醫藏》其他類目者，《叢書卷》不再重複收録。

《中華醫藏·第三编·叢書卷》收録代表性醫學類叢書共二十七種，按成書時間先後，依次爲：《體仁彙編》（全二册）、《醫學統宗》（全一册）、《證治準繩》（全二十四册）、《醫學準繩六要》（全七册）、《芷園醫種》（全二册）、《雪潭居醫約》（全三册）、《景岳全書》（全十册）、《濟世全書》（全八册）、《醫徵》（全三册）、《醫學粹精》（全一册）、《證治大還》（全六册）、《己任編》（全一册）、《御纂醫宗金鑑》（全十六册）、《盤珠集》（全三册）、《沈氏尊生書》（全八册）、《鄭氏彤園醫書》（全四册）、《聊復集》（全一册）、《醫學四要》（全三册）、《醫述》（全六册）、《齊氏醫書四種》（全四册）、《醫學切要全集》（全二册）、《醫學六種》（全二册）、《司命秘笈》（全一册）、《泉唐沈氏醫書九種》（全二册）、《田晉蕃醫書七種》（全六册）、《正誼堂醫書九種》（全一册）、《連自華醫書十五種》（全三册）。因卷次繁多，體量巨大，爲方便讀者使用，現將《叢書卷》所收二十七種叢書單獨出版。

江凌圳

二〇二四年四月

目録

聊復集五卷　（清）汪必昌　輯纂
清嘉慶十五年（1810）刻本 ……… 一

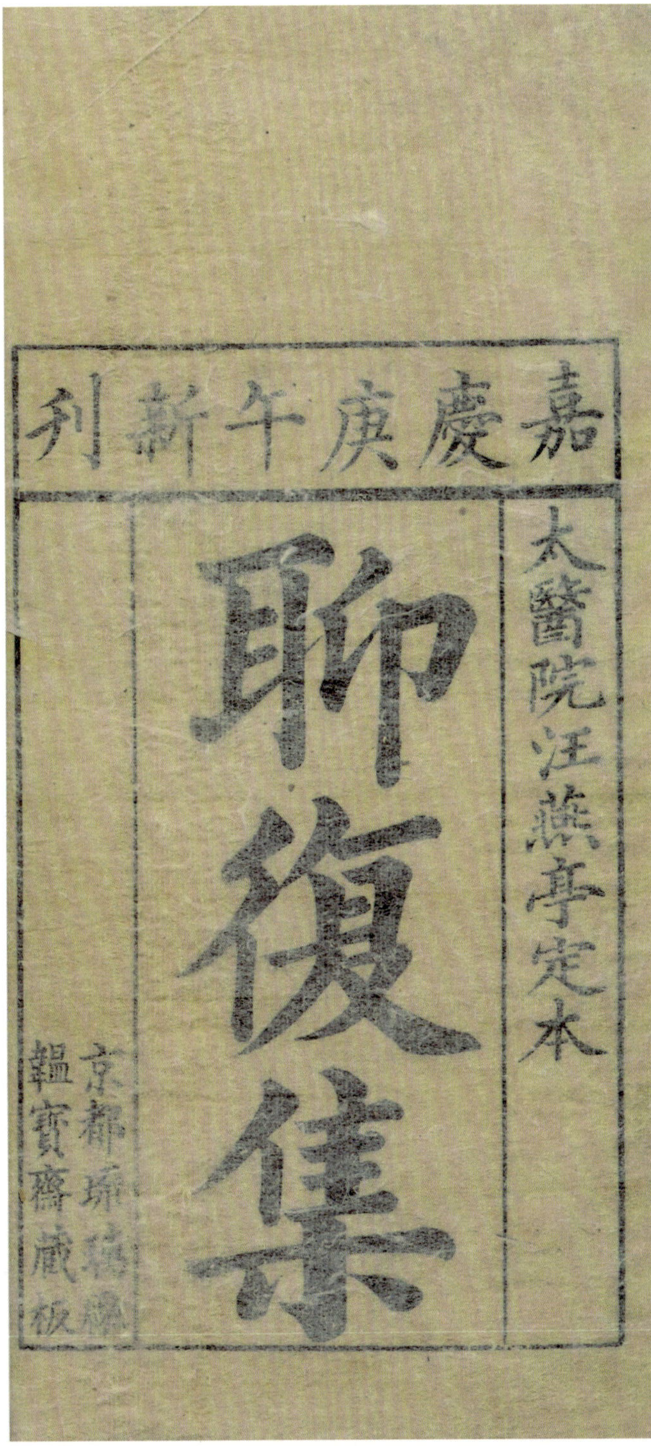
嘉慶庚午新刊

太醫院汪燕亭定本

聊復集

京都琉璃廠

韞寶齋藏板

聊復集五卷

（清）汪必昌 輯纂　清嘉慶十五年（1810）刻本

聊復集序

新安汪氏多能醫者如歙富滙之東藩問舟世傳其業不為險詭而妙解獨通蓋不愧於古之所謂道術者也其

聊復集五卷

（清）汪必昌 輯纂

清嘉慶十五年（1810）刻本

聊復集五卷

清汪必昌輯纂，清嘉慶十五年（1810）刻本。

汪必昌（1754—？），字燕亭，新安（今安徽歙縣）人。家世業儒，幼時辛苦，爲除母恙及生計故，弃儒習醫。爲廣見聞，游吴越，歷齊魯，到燕趙，入京都。居京城逾廿載。任御前太醫九年，获嘉慶帝封賞。有感於不得更與同院同人黽勉供職以報天恩，遂采輯平生所學而成此集，期與同院同人切磋。此集外，另撰有《傷寒婦科》五卷（已佚）、《傷寒三説辨》一卷，另有《聊復集·怪證彙纂》等四種一册（未刊稿本）。

此集成於嘉慶十五年（1810），凡五卷，分仁、義、禮、智、信等子集，依次爲《醫階診脉》《醫階辨證》《醫階辨藥》《眼科心法》《喉齒科玉鑰全函》。此集重視分門别類，所收五書，診脉、辨證、辨藥等依次進階，眼科、口齒咽喉等分科叙述，内容既不錯雜又相互聯繫，方便醫家選擇研習。

（朱建平）

《中華醫藏》影印底本原書版框高十八點八厘米，寬十二點二厘米，現藏中國中醫科學院中國醫史文獻研究所。

嘉慶庚午新刊

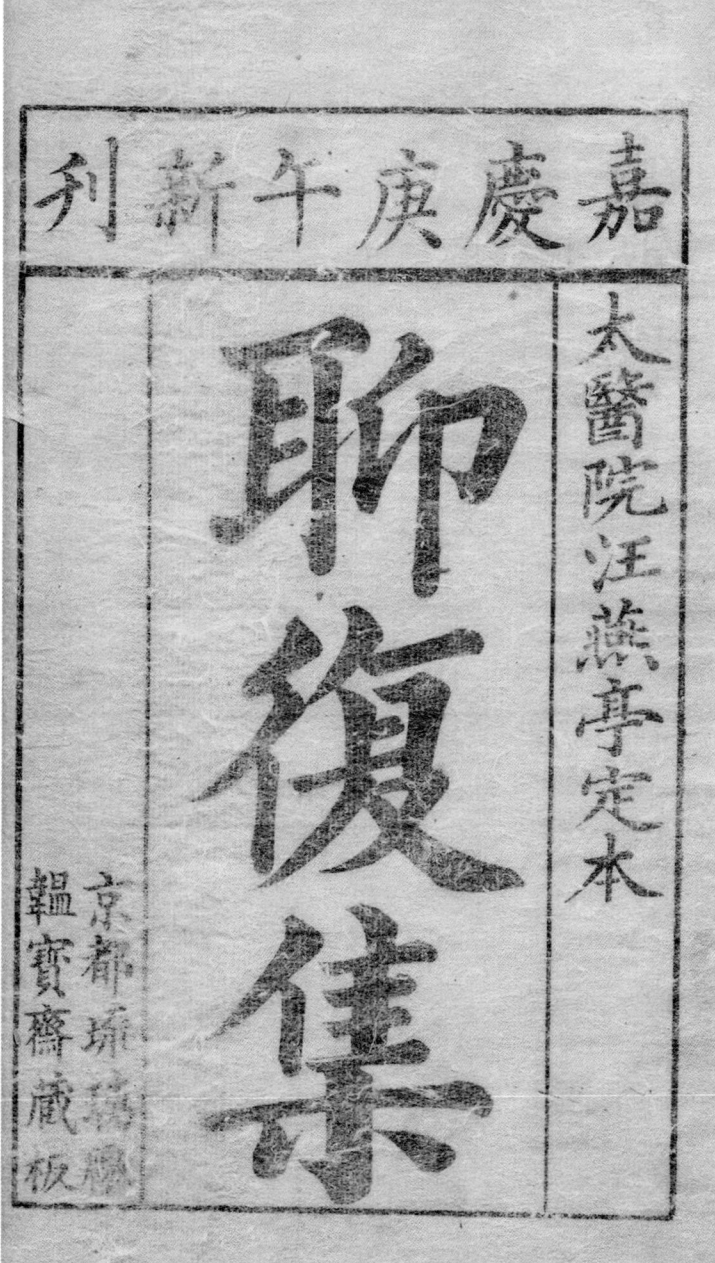

太醫院汪燕亭定本

聊復集

京都琉璃廠
韞寶齋藏板

聊復集序

新安汪氏多能醫者如歙富滙之東藩問舟世傳其業不為險詭而妙解獨通蓋不愧於古之所謂道術者也其

喬尚守緒説為吾鄉所諮訪可謂賢矣燕亭孝其族以術選入太醫未數年乃能自輯其書刊行五卷甫竣工以質於予覽所撰述蓋得

於官局金鑑綱目者爲多矣
予向者讀曲禮醫不三世不服
其藥鄭氏以爲愼物齊而孔沖
遠引又説三世者黄帝針灸
神農本草素女脉訣針灸

即靈樞九篇隋志謂之九靈在漢志內經十八卷中醫學不本素問者在禮不服其藥而李時珍輒非之其書今在官局俗醫奉為圭臬燕亭

之言曰不能從素問背之者亦非也其所列素問亦頗得正文異於勦說者至王叔和脉經本出素問針經固非高陽生所編訣也吳澄廣

脉二十四種爲二十七囙時適俗能得病要通藝之儒亦無識焉此皆燕亭宋輯之長者其言藥物重一字者爲一錢之半又云二分五釐予讀

漢志十黍爲絫十絫爲銖五銖錢二字之一則一字爲二百五十黍以今會典工部互求之法推之以庫平一兩當六千二百五十黍則一字當今四

分不得為五分及二分五釐也其言神庭上星穴以中指之中節為寸此宗魏漢律說樂法予讀大戴禮布指知寸謂橫布其指非直度

之素問尺寸家短故其數
至長善用宗度即不能用
素問之數以求穴世之能醫
者多矣要以各就其度數
暢厥旨故因燕亭之請而

論之燕亭之書出於官局工藝者得之以有所循守燕亭故儒家子少更辛苦久困京邑近能以術自顯即有所纂述以思壽於久

遠其趣向深可推許夫醫者意也誠能好學深思心知其意其道必有日進新安人多能醫亦多知醫凡能以術顯者必其立身不苟又

豈僅以術言也哉是爲序

嘉慶十五年七月既望海

陽滋畹拜手撰

佳滋畹印

內閣學士

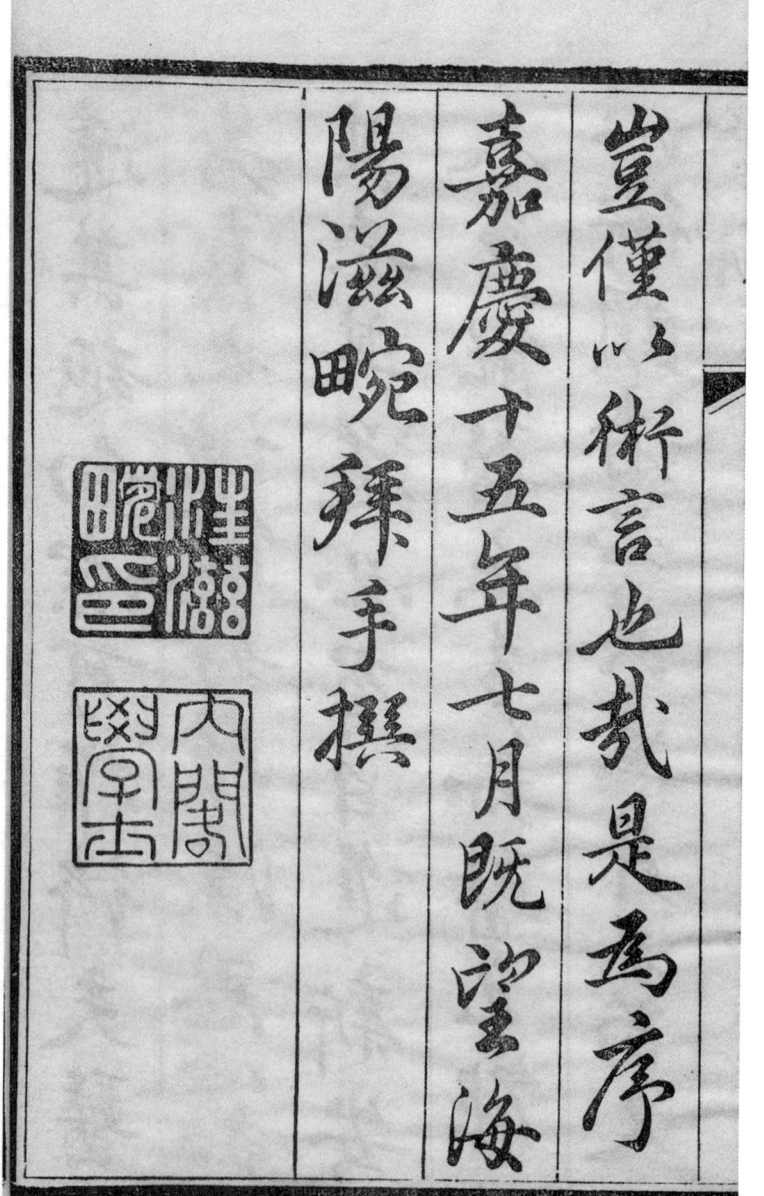

聊復集序

予家世業儒　先大父寧齋公
先君子恒園公叔父頴園公服
兄陶邨公專研究於詩古文詞
各有著述而鄉里同時名下士

無有不推轂者昌生不辰嚴老
慈病亟求生計謀菽水弗克繼
先世書香用是抱愧緣予族習
岐黃廣而且著幼竊慕之以除
母恙昔范文正公云儒者不爲

良相當爲良醫然醫固可以學
而良理必深參而透古諺有云
臨事三思思之不得鬼神通之
細揣歷代醫書古之岐伯創七
方以治病漢之仲景窮其病之

變幻而盡其精微所謂先聖後聖其揆一也凡病有名有證有機有情因名立方者粗工也據證定方者中工也能於證中審察病機病情者良工也仲景製

方不于病而命名惟求證之切
當知其機得其情宜主某方拈
來無不合法自晉代僞訣而後
一切莫不用歌訣醫學之正傳
晦蝕留傳於世者大半粗工曲

學家自立幟人自爲書或襲其膚或剽其似書愈多而論愈繁論愈繁而眞傳愈昧甚矣醫道之失眞久矣予家于黄山見不多聞不廣於是遊吳越歷齊魯

至燕趙方知天地之大黃河之
深入京都仰
天顔瞻
帝闕取入醫院供奉
內廷濫竽九年深荷掌院之教

臨事而懼幸免隕越歲己巳恭值
皇上五旬萬壽
慶典予先人亦得預
覃恩志願少伸無遺憾焉平昔
覯吾院中同儕其間足稱三折

肱者甚夥徃復研究獲益𥳑多
兹請假旋南謀先人窀穸不得
更與同院諸公黽勉供職以報
天恩于萬一因盡取平生所學
採而輯之質之高賢以助我院

同人共保合太和于無疆爾昔
嘉慶庚午夏月
御前太醫新安燕亭氏汪必昌
題于都中觀光堂

凡例

一醫學難事也非文學不能明其理非博學不能至其約先達經史胸明古往來今次窮易數方知陰陽五行消長再讀難經素問方識病機熟仲景之方法纔有體格不致捕風望洋之歎辨本草以究其用熟診視以察其証熟治療以通其變醫學豈易言哉醫道之壞察其源自五代高陽生編脉訣託于晉王叔和之名盛行于世嗣後經絡有歌訣湯頭有歌訣凡醫家之言莫不歌訣今日之醫惟知記誦數種歌訣而不復知有靈樞素問難經脉經之說云何朱夫子戴同父輩先後已斥其爲鄙淺僞書然人情畏難而趨易厭繁而樂簡徃

往取鄙陋之歌奉爲簡鍊揣摩之具而聖經之太旨失矣予深憫之故輯此卷語皆本自内經採其精要以備參攷云

一診脉大體必須令仲景之平脉準繩方爲有體有用使人合璧讀之了然心目愛其簡而不厭其繁豈非診脉之捷法如龍之點睛故列爲第一卷

一治病非用藥之難實辨証爲難也首先能定病証用藥如鼓應桴若臨証糢糊宜熱宜凉即逡巡畏縮安望病愈乎治病如救火刻不容緩前賢辨証用意頗深歸着之言醫者意也存乎其人仍未道破兹予彙歸一帙列爲第二卷使人玩之如得樞紐用藥不致疑貳故名之曰醫階辨証云

一証候既明用藥必須有體徐之才有補瀉宣通潤燥滑澁輕重十劑是用藥之大體而本草不言後人未述俟用藥者審而詳之予借斯題宜宣宜補分用有別輯著成集醫家不可不明也名之醫階辨藥列爲第三卷

一眼科最難人易視之此墻外之語欲師其書須遵原機啟微之十八論理議皆通可爲圜範予有眼科心法列作第四卷

一口齒向無專科之集予閱世俗口齒名家非鍼即下倚此二法爲長予心感慨予有喉齒全函出于吾鄉鄭氏之秘依方進藥依法用鍼百不失一其法之妙自內攻出爲上策取痰攻爲中策沉爲下策鍼外穴爲開風路鍼誠爲善治層層有

有序，可稱重樓玉鑰，即名曰玉鑰集，今刻爲第五卷

一仲景之傷寒雜症，自陳無擇、陶節庵、方仲行、喻嘉言輩，雖紛紛駁正，未能合仲景之旨。惟程郊倩之熱病論、吳又可之瘟疫論、柯韻伯之來蘇集，大彰仲景之旨，發前賢之未發，爲仲景功徒，開來學之規範。予故剽題補我書之不足，予仍有傷寒、婦科五卷，緣南旋之心切，不暇琢磨，俟歸田之後，從容續刊，公諸同好

一是集無浮文，無餘白，一字一句，惟求實學，上保太和，下濟民世，非好名泛泛而作也。謹白

聊復集目錄

總目錄終

醫階診脈

太醫新安燕亭氏汪必昌輯纂　男履吉汪國祥仝較

芝圃　國瑞

俊名　國英

診脈大體

診脈之法先要定得三部位分明白及知三部分配五藏六府十二經之法三部者寸關尺也左右兩手各有寸關尺三部凡診脈先以中指揣摩掌後有小高骨就是關脈然後下前後二指關前至魚際得同身之一寸故名曰寸寸爲陽也關後至尺澤得同身之一尺故名曰尺尺爲陰也界乎尺寸之中因名曰

關寸脉六分關脉六分尺脉七分關上三分入於寸內是陽得寸內九分陽數九也關下三分入于尺內是陰得尺內一寸陰數十也終始一寸九分者此也又長人脉長當疎排指短人脉短當密排指人瘦小則輕取之人肥大則重取之性急人脉急性緩人脉緩又有反關脉在三部之後或臂側若過寸口上魚際者名曰魚際脉有左大右小者有左小右大者有兩手俱淸微者有兩手俱洪大者識其常又不可不知其變也五藏者肝心脾肺腎也六府者膽胃大腸小腸三焦膀胱也十二經者手三陽三陰足三陽三陰也手太陰肺經也手少陰心經也手厥陰心包絡也足太陰脾經也足少陰腎經也足厥陰肝經也手

太陽小腸經也手陽明大腸經也手少陽三焦經也足太陽膀胱經也足陽明胃經也足少陽膽經也三部分配藏府之法脉訣以左寸主心與小腸左關主肝與膽左尺主腎與膀胱右寸主肺與大腸右關主脾與胃右尺主命門與三焦俗醫多宗之然與內經之旨相悖前人辨之者詳矣宜一以內經爲法

素問脉要精微論曰尺內兩旁則季脇也尺外以候腎尺裏以候腹中附上左外以候肝內以候鬲右外以候胃內以候脾上附上右外以候肺內以候胸中左外以候心內以候膻中前以候前後以候後上竟上者胸喉中事也下竟下者少腹腰股脛膝足中事也

按此乃内經診法也左外以候心内以候膻中膻中者即心包絡之别名也則左寸當主心與心包絡左外以候肝内以候鬲舉一鬲而中焦之鬲膜膽府皆在其中矣則左關當主肝與膽右外以候肺内以候胸中則右寸當主肺與胸中右外以候胃内以候脾則右關當主脾與胃尺外以候腎内以候腹所謂腹者大小腸膀胱皆在其中也中上俱言左右而尺部獨不分者以兩尺皆主腎也滑伯仁以左尺主小腸膀胱前陰之病右尺主大腸後陰之病則左尺當主腎與小腸膀胱右尺當主腎與大腸觀内經之言則脉訣之謬可知也前人辨之者多矣今録吳鶴臯李士材二論於後

吳鶴皐素問註曰尺外以候腎內以候腹小腸膀胱居少腹也左外以候肝內以候鬲不及膽者寄於肝也左外以候心內以候膻中膻中即心包也高陽生以大小腸列於寸三焦命門列於右尺而膻中則不與焉特以心與小腸爲表裏肺與大腸爲表裏耳不知經絡雖爲表裏而大小腸皆在下焦焉能越中焦而見脉於寸上乎滑伯仁以左尺主小腸膀胱前陰之病右尺主大腸後陰之病可稱隻眼又靈樞云宗氣出於上焦營氣出於中焦衛氣出於下焦上焦在於膻中中焦在於中脘下焦在臍下陰交故寸主上焦以候胸中關主中焦以候鬲中尺主下焦以候腹中此定論也今列三焦於右尺不亦妄乎又腎雖一

藏而有左右兩枚命門穴在督脉第七椎兩腎之間一陽居二陰之中所以成乎坎也內經並無命門之經何以循經而見脉於寸口乎

李士材診家正眼曰五藏六府以暨心包絡共成十二經分配於脉之六部自有定理莫可變亂第詳玩經文便昭然於心目矣內經出胸鬲腹三字以分上中下而配寸關尺也然府不及膽者寄於肝部也不及大小腸膀胱者統於腹中也高陽生以大小腸列於寸上不知大小腸皆在下焦腹中乃欲越中焦而候之寸上誤矣

素問金匱眞言篇曰肝心脾肺腎五藏爲陰膽胃大小腸三焦

膀胱六府爲陽此止十一經耳則手厥陰一經竟何在乎靈蘭祕典篇則以膻中足十二經之數則配手厥陰經者實膻中也及靈樞叙經脉又有包絡而無膻中然曰動則喜笑不休正與喜樂出焉之句相合則知膻中卽包絡之別名也包絡卽爲膻中斷無可疑膻中以配心藏自有確據乃僞訣竟不之及則手厥陰爲虛懸之位矣內經明稱左右皆腎而命門居兩腎之中考明堂銅人等經命門一穴在督脉第十四椎下陷中兩腎之間腎雖水藏而相火寓焉蓋一陽居二陰之間所以成乎坎也獨不思脉之應於指下者爲有經絡循經朝於寸口詳考內經並無命門之經絡也既無經絡何以應診而可列之右尺乎但

當以左腎爲水右腎爲火不可以左爲腎右爲命門也三焦者中清之府通行人身三元之氣三焦通則周身之氣皆通靈樞曰上焦如霧中焦如瀝下焦如瀆又曰三焦出氣以溫肌肉充皮膚明指肌肉之內藏府之外爲三焦也不知其統主一身妄列於右尺何不思之甚哉

按脉訣之說雖行之已久從之者衆然斷之於理而不可通稽之於經而不相合也辨之者本經以辨之耳非立異也至有言診脉之法當從心肺俱浮肝腎俱沉脾在中州之說而以獨守寸關尺分部位以測五藏六府之脉爲非者此王宗正之說也又有言心肺居上肝腎居下脾居中州當以左寸

爲心右寸爲肺左尺爲肵右尺爲腎兩關皆爲脾土居金木水火之中不獨右關爲脾肝既爲陰不宜在半陰半陽半浮半沉之左關者此趙繼宗之說也此則紛紛異說徒以惑人且以亂經耳至褚澄褚氏遺書以女子脉位皆與男子相反左尺爲肺右尺爲心左關爲脾右關爲肵右寸爲腎儲泳袪疑說以其說爲有理脉訣亦云左心小腸肝膽腎右肺大腸脾胃命女人反此背看之此又悖理亂道之特甚者錄戴同父李士材二家之辨於後

戴同父脉訣刊誤曰脉訣因男子左腎右命女子左命右腎之別遂言反此背看而諸家以尺脉盛弱解之褚氏又以女人心

肺診於尺倒裝五藏其謬又甚不知男女形氣精血雖異而十二經脉所行始終五藏之定位則一也安可以女人脉位爲反也

李士材辨妄論曰男女之異惟莖戶精血及胞門子戶耳若夫脉象自有定位如左尺水生左關木左關木生左寸火君火付權於相火故右尺火生右關土右關土生右寸金右寸金復生左尺水五行循序相生萬古不易之理僞訣乃云女人反此背看之豈理也哉甚有以尺候心肺葢本褚澄地道右行之說而五行之理紊亂極矣

診脉者既明三部之位及三部分配藏府之法又當知七診九

候之道七診者浮中沉上下左右也浮者輕下指於皮毛之間探其府脈也表也中者畧重下指於肌肉之間候其胃氣也半表半裏也沉者重下指於筋骨之間察其藏脉也裡也上者即於寸內前一分取之內經所謂上竟上者胸喉中事也下者即於尺內後一分取之內經所謂下竟下者少腹腰股膝脛足中事也左右者即左右手也凡此七法名爲七診也九候者寸關尺三部每部各有浮中沉三候合三部算之共得九候之數也

按素問三部九候論曰天地之至數始於一終於九焉一者天二者地三者人因而三之三三者九以應九野故人有三部部有三候以決死生以處百病以調虛實而除邪疾上部

天兩額之動脉上部地兩頰之動脉上部人耳前之動脉中部天手太陰也中部地手陽明也中部人手少陰也下部天足厥陰也下部地足少陰也下部人足太陰也故下部之天以候肝地以候腎人以候脾胃之氣中部天以候肺地以候胸中之氣人以候心上部天以候頭角之氣地以候口齒之氣人以候耳目之氣三部者各有天各有地各有人三而成天三而成地三而成人三而三之合則爲九此三部九候之法與後世三部九候之法不同朱子云古人察脉非一道今世惟守寸關尺之法馬玄臺云古人診脉凡頭面手足之動脉無不診之猶傷寒論以趺陽脉言之也蓋上古診法多端

皆已失傳于後其傳於後者、獨有守寸關尺以分候藏府一法而已、且寸關尺之處、亦非遂爲五藏六府之脉也、吳草廬云醫者於寸關尺、輙名之曰、此心脉、此肺脉、此肝脉、此脾脉、此腎脉者、非也、五藏六府凡十二經、兩手寸關尺者、手太陰肺經之一脉也、分其部位、以候他藏之氣耳、脉行始於肺、終於肝而復會於肺、肺爲氣所出之門戸、故名曰氣口、而爲脉之大會、以占一身焉、李時珍云兩手六部、皆肺之經脉也、特取此以候五藏六府之氣耳、非五藏六府之脉所居之處也、雖然、今之醫者、守一法而未能遍也、乃欲究及於失傳之他法乎、論傷寒脉者、動曰衝陽太谿二脉皆足脉也、手脉未明

而言足脉、徒見其好怪而已矣、
旣知三部九候之法、又當識人迎氣口之義、關前一分、人命之主、左爲人迎、右爲氣口、人迎以辨外因、氣口以辨內因、人迎緊盛傷於風、氣口緊盛傷於食、所謂關前一分者、寸關尺每部各有三分、三部合計、共得九分、每部三分者、前一分中一分後一分也、關前一分、仍在關上、但在前之一分耳、非以左寸爲人迎右寸爲氣口也、左關正當肝部、肝爲風木之藏、故外傷於風者、內應風藏而爲緊盛也、右關正當脾部、脾爲倉廩之官、故內傷於食者、內應食藏而爲緊盛也、又陽經取决於人迎、陰經取决於氣口、左脉不和、爲病在表、爲陽主四肢、右脉不和爲病在裏

爲陰主腹藏也、

按左爲人迎、右爲氣口之說、由來舊矣、李期叔著脉訣彙辨則云、人迎爲結喉旁胃經動脉、左關之前一分不可名爲人迎、氣口乃統兩手而言、右關之前一分不可名爲氣口、故但分左右關前一分而不列人迎氣口之名、此亦好奇之論耳、未見其必然也

男女之脉、各有所順、男子左手脉、常大於右手者爲順、女子右手脉常大於左手者爲順、男子尺脉常弱寸脉常盛是其常也、反此則病、女子尺脉常盛寸脉常弱、是其常也、反此則病故曰、左大順男右大順女、又曰、男尺恒虛、女尺恒盛蓋男女脉同、同

於部分男女脉異、異於大小、異於盛虛也、
按男子以陽爲主、女子以陰爲主、寸爲陽、故男子寸脉常盛、
尺爲陰、故女子尺脉常盛、此一定不易之理也、左爲陽故男
子之脉、宜於左大、右爲陰、故女子之脉宜於右大、亦一定不
易之理也、朱丹溪則云、左脉主血、右脉主氣、男以氣成胎、故
氣爲之主、女以血爲胎、故血爲之主、脉經一部、叔和諄諄於
教醫者、此左右手、以醫者之手爲主、若主於病者之手、奚止
千里之謬、此蓋支離牽强之説、雖出丹溪、不敢從也、
脉分五藏、有五藏之本脉、有五藏之經脉、有五藏之病脉、有五
藏之死脉、肝脉弦、心脉洪、脾脉緩、肺脉毛、腎脉石、此五藏之本

脉也、肝脉弦長而和、心脉浮大而散、脾脉緩大而敦、肺脉浮濇而短、腎脉沉軟而滑、此五藏之經脉也、經脉者、常脉也、常脉者、平人無病之脉也、凡肝弦、心洪、脾緩、肺毛、腎石、俱要中和、太過者病、不及者病、太過者、脉來强實也、病在外也、風寒暑濕燥火六氣之傷也、不及者、脉來虛微也、病在內也、喜怒憂思悲恐驚七情之傷也、此五藏之病脉也、脉來堅勁、如新張弓弦、又如循刃、曰肝死、脉來前曲後踞、如操帶鈎、曰心死、脉來堅鋭、如鳥之喙、如鳥之距、如屋之漏、如水之流、介然不鼓、曰脾死、脉來如物之浮、如風吹毛、曰肺死、脉來發如解索、辟辟如彈石、曰腎死、凡此皆眞藏之脉、無胃氣以和之、故謂之死脉也、

聊復集

四時之脉者、謂春弦、夏鈎、秋毛、冬石、四季之脉耎弱也、春脉弦者、春月木旺、而木性弦直、春日脉浮、如魚遊在波、雖出猶未全浮、故其脉弦而長、以應東方肝木之氣也、夏脉鈎者、夏月火旺而火性炎上、夏日在膚、陽氣太盛、故其脉來有力、浮大而散、以應南方心火之氣也、秋脉毛者、秋月金旺、而金性輕浮、秋日下膚、隨陽氣漸降、將欲藏去、故其脉來浮濇而短、以應西方肺金之氣也、冬脉石者、冬月水旺、而水性下流、冬日在骨、陽氣伏藏故其脉沉濡軟滑、以應北方腎水之氣也、四季之末、脉耎弱者、四季之末土旺、而土性厚重、故其脉來和緩而大、以應中央脾土之氣也、春脉宜弦、夏脉宜鈎、秋脉宜毛、冬脉宜石、内經所謂脉得四時之順、曰病無他、脉反四時、曰難已也、春夏爲陽、故春夏之脉、宜於浮大、不宜於沉濇、秋冬爲陰、故秋冬之脉、宜於沉濇、不宜於浮大、內經所謂脉從陰陽病易已、脉逆陰陽病難已也、四時之脉、應時而至、如春脉宜弦、而得洪脉者、至夏必死、得濇脉者、至秋必死、得石脉者、至冬必死、蓋一歲之中、脉象不能再見其象見於非時、眞藏之氣先洩、當其時不能再見、則死矣、四時之脉、循序而進、如春脉宜弦、而孟春之月、去冬未遠、春氣未深、不可全無冬脉、俟春氣漸深、始漸轉而從本令之弦脉也、蓋春不分不温、夏不至不熱、秋不分不凉、冬不至不寒、天道自然之運也、

脉貴有神者、謂胃氣也、四時之脉、雖有弦鉤毛石之分、然春三
月、六部中皆帶弦、夏三月、俱帶洪、秋三月、俱帶浮、冬三月、俱帶
沉、而六部內按之又各兼和緩、爲有胃氣、此無病之脉也、若但
見弦鉤毛石而無和緩、此眞藏之脉也、眞藏脉見者死也、故內
經曰、春胃微弦曰平、弦多胃少曰肝病、但弦無胃曰死、夏胃微
鉤曰平、鉤多胃少曰心病、但鉤無胃曰死、長夏胃微耎弱曰平、
弱多胃少曰脾病、但代無胃曰死、秋胃微毛曰平、毛多胃少曰
肺病、但毛無胃曰死、冬胃微石曰平、石多胃少曰腎病、但石無
胃曰死、又曰、人以水穀爲本、故人絶水穀則死、脉無胃氣亦死、
無胃氣者、但得眞藏脉、不得胃氣也、蓋五藏皆禀氣於胃、五藏

之氣不能自致於手太陰，必因於胃氣乃至於手太陰也。病甚者，胃氣不能與之俱至於手太陰，而眞藏之氣獨見耳，故斷其死也。胃氣之脉者，蔡氏之所謂不大不小，不長不短，不滑不濇，不浮不沉，不疾不遲，應手中和，意思欣欣，悠悠揚揚，難以名狀者是也。東垣之所謂有病之脉，當求其神者是也。脉貴有根者，謂尺部也。所謂神門訣斷，兩在關後，人無二脉，病死不救者是也。蓋尺爲腎脉，腎爲水藏，水爲天一之元，人之元神在焉，故爲根本之脉，而稱神門也。若無此二脉，則根本敗絶，決無生理矣。扁鵲難經曰，上部無脉，下部有脉，雖困無能爲害。夫脉之有尺，猶樹之有根，枝葉雖枯槁，根本將自生。王叔和脉經曰、寸關雖無、尺猶不絕、如此之流、何憂殞滅、皆以尺脉爲重也、蓋腎爲先天之本、脾爲後天之本、惟脾爲後天之本、故脉以胃氣爲主、有胃氣則生、無胃氣則死也、惟腎爲先天之本、故脉以尺部爲根、上部無脉、下部有脉者、不死、上部有脉、下部無脉者、必死也、

陰陽者、脉之大綱也、以藏府分陰陽、則五藏皆爲陰、六府皆爲陽也、以五藏分陰陽、則心肺爲陽、肝腎爲陰、陽中之陽、心也、陽中之陰、肺也、陰中之陰、腎也、陰中之陽、肝也、陰中之至陰、脾也、以脉之兩手分陰陽、則左手爲陽、右手爲陰也、以脉之三部分陰陽、則寸爲陽、尺爲陰、關前爲陽、關後爲陰也、以脉之形象分

陰陽則浮者爲陽、沉者爲陰、數者爲陽、遲者爲陰、大者爲陽、小者爲陰、長者爲陽、短者爲陰、實者爲陽、虛者爲陰也、夫脉者、陰陽之兆也、明乎此、而脉之大端在是矣、診之大法在是矣、經曰、察色按脉、先別陰陽、又曰、知其要者、一言而終、不知其要、流散無窮、此之謂也、

五行生尅者、脉之大要也、以五藏言之、則肝生心、心生脾、脾生肺、肺生腎、腎生肝、循次而相生也、肝尅脾、脾尅腎、腎尅心、心尅肺、肺尅肝、間藏而相尅也、以脉位言之、則天一生水、故先從左尺腎水、生左關肝木、左關肝木、生左寸心火、心爲君主之官、其位至高、不可下、乃分權於相火、相火寓於右腎、腎本水也、而火

寓焉故右尺相火、生右關脾土、右關脾土生右寸肺金、右寸肺金、復生左尺腎水、更相生養循環無端、有子母之親也左寸之火、尅右寸之金、左關之木、尅右關之土、左尺之水、尅右尺之火、左剛而右柔、有夫婦之別也左手屬陽、右手屬陰、左寸君火以尊而在陽之上右尺相火以卑而在陰之下有君臣之道也以脉之所見者言之遇相生者吉、相尅者凶、五藏之相生尅也、有生我者、有我所生者、有尅我者、有我所尅者、凡得我所生者之脉、是子之扶母也、爲實邪、雖病自愈、得生我者之脉、是母之歸子也、爲虛邪、雖病易治、得我所尅者之脉、爲微邪、雖病卽瘥、得尅我者之脉、爲賊邪、死不治也、故肝見短濇、心見沉細脾見弦長脉見洪大，腎見遲緩，皆遇尅也，謂之鬼賊相侵也。春得秋脉，夏得冬脉，長夏得春脉，秋得夏脉，冬得長夏脉，皆遇尅也，謂之五邪所見也。故經曰：微妙在脉，不可不察，察之有紀，從陰陽始，始之有經，從五行生，生之有度，四時爲宜也。

脉有浮沉遲數滑濇者，脉之大目也；病有表裏寒熱虛實者，病之大要也。脉象雖多，總不外於浮沉遲數滑濇之六脉也；病機雖衆，而可盡於表裏寒熱虛實之六要也。浮沉者，以手之輕重取之，所謂在舉按重輕者也；遲數者，以鼻之呼吸取之，所謂紀至數多少者也；滑濇者，所以察其往來之形也。浮主乎表，沉主乎裏，遲則爲寒，數則爲熱，滑爲血多氣少，濇爲氣多血少，明乎

六脉而後諸脉可由類而推也明乎六要而後諸病可挈領而得也

按內經云調其脉之緩急大小滑濇而病變定矣是以緩急大小滑濇六字爲諸脉之綱領也又云按尺寸觀浮沉滑濇而知病所生又以浮沉滑濇四字爲之綱也扁鵲則曰浮沉長短滑濇仲景則曰弦緊浮沉滑濇詞雖少異義則相通至滑伯仁始言提綱之要不出浮沉遲數滑濇之六脉劉立之則但以浮沉遲數四字爲綱以教學者諸家脉訣無不宗之而以滑統於數濇統於遲然病有虛實而虛實又有氣血之分有氣血俱虛者有氣血俱實者有氣虛而血實者有血虛

而氣實者，則滑濇二字，又爲至要。内經扁鵲仲景，亦無不以滑濇爲言也。則以浮沉遲數滑濇六字爲綱者，最爲得之。又有以表裏寒熱虛實六字爲綱者，如浮爲在表，則散大而芤可類也。沉爲在裏，則細小而伏可類也。遲爲寒病，則濇與結緩可類也。數爲熱病，則滑促疾可類也。虛者爲不足，則短濡微弱可類也。實者爲有餘，則弦洪長緊動革可類也。然表裏寒熱，乃病之名，而非脉之名，則竟以浮沉遲數虛實六字爲綱，而以二十四字分屬之，亦知要之論，守約之道也。昔人有云，約而言之，只浮沉遲數，已見其梗概，博而考之，雖二十四字，未盡其精詳。雖然，二十四字，不外於浮沉遲數滑濇之六

字而六字又不出於陰陽之二字、故陰陽者、脉之大綱也、浮沉遲數滑濇者、脉之大目也、

診脉之道、先調自已氣息、男左女右、先以中指取定關位、再下前後二指、初輕候消息之、次中候消息之、次重候消息之、自寸關至尺、逐部尋究、一呼一吸之間、要以脉行四至爲率、閏以太息、脉五至、是爲平脉也、其有太過不及、則爲病脉、各以其部斷之、先調自已氣息者、内經所謂爲病人平息以調之、又謂持脉有道、靜虛爲保者也、醫者之氣息調勻、而後病者之至數明悉、故凡診、必先調息也、左手爲陽、故診男子則先左手、右手爲陰、故診女子則先右手也、先以中指取定關部、然後下前後二指、

則尺寸方準也、輕候消息、其名曰舉、中候消息、其名曰尋、重候消息、其名曰按、候分輕重者、欲知脉之浮沉也、脉以四至爲率、閏以太息脉五至者、內經所謂人一呼脉再動、一吸脉亦再動、呼吸定息、脉五動、閏以太息、命曰平人者也、診取呼吸者、欲知脉之遲數也、凡診平人之脉、常以平旦、內經所謂陰氣未動、陽氣未散、飲食未進、經脉未盛、絡脉調匀、氣血未亂者也、若診病脉、則不拘於晝夜也、

鼻中出氣爲呼、入氣爲吸、一呼一吸、謂之一息、一息之間、脉來四至、或來五至、謂之平和、若一息而脉僅三至、卽失之不及而爲遲矣、遲主冷也、若一息而脉遂六至、卽失之太過而爲數矣

數主熱也、若一息僅得二至、謂之曰敗、冷而危矣、若一息遂得七至、謂之曰極、熱之甚矣、若夫一息八至、則爲脫脉、一息九至、則爲死脉、極于一息十至以上、與夫一息一至、兩息一至、皆死脉也、東垣曰、有病之脉、當求其神、如六數七極、熱也、脉中有力、卽有神矣、爲泄其熱、三遲二敗、寒也、脉中有力、卽有神矣、爲去其寒、若數極遲敗、脉中不復有力、爲無神也、而遽泄之去之、神將何依耶、葢遲數皆爲病脉、而病脉之所恃、又專在於有神也、遲數之道既明、浮沉之理須別、浮脉法天、候表之病、卽外因也、沉脉法地、候裏之病、卽內因也、外因者、傷於天之六氣、傷之在外者也、故曰表也、內因者、傷於人之七情、傷之在內者也、故曰裏也、六氣者風寒、暑濕燥火是也、風淫末疾、陰淫寒、疾明淫暑疾、雨淫濕疾、晦淫燥疾、陽淫火疾也、七情者喜怒憂思悲恐驚是也、驚喜傷心、悲憂傷肺、怒傷肝、思傷脾、恐傷腎也、

浮者以輕手取之者也、沉者以重手取之者也、以三候之大綱言之、浮以候府、沉以候藏、中以候胃氣、凡輕手取之得之于皮毛之間者皆府之脉也、凡重手取之得之于筋骨之間者、皆藏之脉也、不輕不重取之、得之于肌肉之間者、胃氣也、以十二經之細目分之、脉有浮沉、診有輕重、右寸先以輕手得之、是府脉也、後以重手、如三菽之重得之、是肺藏之脉也、肺居最高、主皮毛、肺脉循皮毛而行、按至皮毛而得者、爲浮、稍加力脉道不利

爲濇、又稍加力、脉道縮入關中、上半指不動、下半指微動、爲短、此浮濇而短、不病之脉也、若出於皮毛之上、見於皮膚之表、是其浮也、入於血脉筋肉之分、是其沉也、左寸先以輕手得之、是府脉也、後以重手、如六菽之重得之、是心藏之脉也、心在肺下主血脉、心脉循血脉而行、按至血脉而得者爲浮、稍加力脉道粗大爲大、又稍加力、脉道濶軟而散、此乃浮大而散不病之脉也、若出於血脉之上、見於皮膚之間、是其浮也、入於血脉之下、見於筋肉之分、是其沉也、右關先以輕手得之、是府脉也、後以重手、如九菽之重得之、是脾藏之脉也、脾在心下、主肌肉、脾脉循肌肉而行、按至肌肉、脉道如微風輕颺柳梢之狀、爲緩、次加力脉道敦實者爲大此爲緩大不病之脉也若出於肌肉之上見於皮毛之間者是其浮也入於肌肉之下見於筋骨之分者是其沉也左關先以輕手得之是府脉也後以重手如十二菽之重得之是肝藏之脉也肝在脾下主筋肝脉循筋而行按至筋平脉道如箏弦者爲弦次加力脉道迢迢爲長此爲弦長不病之脉也若出於筋上見於皮膚血脉之間是其浮也入於筋下見於骨上是其沉也兩尺先以輕手得之是府脉也後以重手度如十五菽之重而得之是腎藏之脉也腎在肝下主骨腎脉循骨而行按至骨上得之爲沉又重手按之脉道無力者爲濡舉指來疾流利者爲滑此乃沉濡而滑不病之脉也若出於

骨上見於皮膚血脉筋肉之間是其浮也入而至骨是其沉也滑濇者以脉之往來察其形狀也濇爲血少精傷責責然往來濇滯如刀刮竹之狀者是也滑爲痰多氣弱替替然應指圓滑似珠流動之形者是也二脉者所以探其氣血虛實之情也夫脉者血之府也故血盛則脉滑而腎脉宜之氣盛則脉濇而肺脉宜之天下之物濡潤者必滑故滑爲痰飲枯槁者必濇故濇主陰衰理之固然也

病有表裏脉浮則病在表脉沉則病在裏也病有寒熱脉遲則病在寒脉數則病在熱也若夫浮而且數則知其表之有熱也沉而且數則知其裏之有熱也浮而且遲則知其寒之在表也

沉而且遲則知其寒之在裏也病有陰陽浮則爲陽沉則爲陰數則爲陽遲則爲陰也病有藏府浮則在府沉則在藏數則在府遲則在藏也病有風寒濕燥浮則爲風沉則爲濕遲則爲寒數則爲燥也病有氣血虛實脉滑則爲血多氣少脉濇則爲氣多血少滑爲血有餘濇爲氣獨滯也脉理浩繁六者爲要不明乎此而泛求焉經之所謂不知其要流散無窮者也旣明乎此則引而伸之觸類而長之二十四字皆當明辨而不必妄分七表八裏九道之名也

按脉經論脉但有二十四種而無表裡之名脉訣妄立七表八裏九道之目前人辨之者悉矣戴同父云脉不可以表裏

定名也軒岐越人叔和皆不言表裏脉訣竊叔和之名而立七表八裏九道爲世大惑脉之變化從陰陽生但可以陰陽對待言各從其類豈可以一浮二芤爲定序而分七八九之名大抵因浮而見者皆爲表因沉而見者皆爲裏何拘於七八九哉謝縉翁云脉經論脉二十四種初無表裏九道之名其言芤脉云中央空兩邊實云芤則爲陰而脉訣以芤爲七表屬陽云中間有兩頭無仲景脉法云浮大數動滑爲陽沉濇弱弦微爲陰而脉訣以動爲陰以弦爲陽似此背謬頗多脉訣非叔和書明矣夫以表裏九道爲目者固爲背謬卽限脉于二十幾種或增一二種而以爲不可移或去一二種而

以爲無可易或言二十四種或言二十七種或言二十八種皆未見其必然也、然不立其名、定其數、又恐學者之無所據依也、瀕湖李時珍撰脉學、本草、盧吳氏之説、定脉爲二十七種、今從之、而參會諸家之説、述諸字形象之大畧於後

浮脉、舉之有餘、按之不足、自皮膚上得之、如木之浮於水面也、陽也、內經曰、秋胃微毛曰平、毛卽浮也、　沉脉、舉之不足、按之有餘、自肌肉下得之、如石之投於水底也、陰也、經曰、冬胃微石、曰平、石卽沉也、　遲脉、一息三至、不及於常度也、陰也、　數脉、一息六至、過於常度也、陽也、浮沉遲數、脉之綱領、脉訣立七表八裏九道、而遺數脉、其妄甚矣、　滑脉、往來滑利而不濇、如盤

中之珠、如荷上之露也、陽中之陰也、 濇脉、往來濇滯而不滑、如輕刀之刮竹、如細雨之沾沙也、陰也、 虚脉、遲大而耎、按之無力、隱指豁豁然空、形似大而力則薄、不足之象也、陰也、 實脉、浮中沉三候皆有力、長大而堅、應指愊愊然强、有餘之象也、陽也、 長脉、脉之過於本位、所謂如循長竿末稍者也、陽也、短脉、脉之不及於本位、所謂應指而迴、不能滿部者也、陰也、長短二脉、但見于尺寸、不診于關、蓋尺寸可長至于關脉、稍過于上、卽爲寸部、稍過于下、卽爲尺部、何從見其過于本位乎、雖長爲肝之本脉、然尺寸之見長者、皆肝脉之應也、尺寸可短若關脉而短、是上不通寸爲陽絶、下不通尺爲陰絶、乃死脉也、豈可以爲短脈乎寸關尺一氣貫通决無間斷之理于關上求短脈不可得也長短二脈脈經二十四種所遺者也　洪脈卽大脈也指下極大其來如洪水之盛氣熖方張故曰大則病進也陽也內經曰夏胃微鉤曰平鉤卽洪也或言弦鉤毛石或言弦洪毛石其義一也　微脈卽小脈也極細而難見極軟而無力按之似有而又若無欲絕而又非絕也陰也　緊脈來往有力左右弹人手如絞轉索如切緊繩繃急而兼絞轉之形也陽也緩脈一息四至小駛于遲應指和緩往來甚勻如初春楊柳舞風之象蓋以寬舒和緩爲義與緊脈正相反也陰也夫脈以胃氣爲本緩而和勻不疾不徐不大不小不浮不沉者正胃氣

之脉六部中不可一刻無者非病脉也必緩中有兼見之脉乃可斷其爲病耳　芤脉浮大而耎按之中央空兩邊實芤乃草名其狀與葱無異盖取外實中空之形以爲名也陽中之陰也　弦脉端直以長如張弓弦如按琴瑟弦從中直過挺然指下者是也陽中之陰也　革脉弦而芤浮取之而挺然重按之而豁然如按鼓皮外雖綳急中則空虚盖皮即爲革取象于革而名革也陰也　牢脉似沉似伏實大而弦長義取于堅牢固實而又深藏于内也陰中之陽也　牢革二脉脉經二十四種合爲一脉者也李時珍曰諸家脉書皆誤以革脉爲牢脉故或有革無牢或有牢無革混淆不辨不知革浮牢沉革虚牢實形證

皆異也　濡脉極耎而浮細，輕手舉之乃見，重手按之即空，即弱脉之浮者也，陰也。內經曰：長夏胃微耎弱曰平。濡即耎之義也　弱脉極耎而沉細，重手按之乃得，輕手舉之則無，即濡脉之沉者也，陰也　散脉大而亂，有表無裏，無統紀，無拘束，至數不齊，或來多去少，或去多來少，渙散不收，如楊花散漫之象也，陰也。散脉獨見則危脉也　細脉亦小脉也。微脉則模糊而難見，細脉則顯明而易見，所謂若絲線之應指者也，陰也　伏脉隱伏而不見之謂也，更下于沉，必推筋至骨，始得其形也，陰也　動脉厥厥動搖，滑數有力，其動如豆粒，無頭尾也，陽也。舊說言動脉只見於關，然觀內經云：婦人手少陰脉動甚者，姙子也，手少陰者心經也，隷于左寸，則動脉之非獨見于關明矣。促脉，來去疾，時一止復來，如人之急行而蹶，乃于數脉之中，時見其一歇止也，陽也。結脉，來去緩，時一止復來，如人之徐行而怠，乃于遲脉之中，時見其一歇止也，陰也。代脉，動而中止，不能自還，因而復動也。結促之止，止無常數；代脉之止，止有常數。結促之止，一止復來；代脉之止，良久方至也，陰也。有病而氣血乍損，氣不能續者，祇爲病脉也；若無病羸瘦脉代者，危脉也。此二十七脉形象之大畧也。

脉有相似宜辨者，洪與虛皆浮也，浮而有力爲洪，浮而無力爲虛也。沉與伏皆沉也，沉脉行於筋間，重按即見；伏脉行於骨間，重按不見必推筋至骨乃可見也數與緊皆急也數脉以六至得名而緊則不必六至惟弦急而左右彈狀如切緊繩也遲與緩皆慢也遲則三至極其遲慢緩則四至徐而不迫也實與牢皆兼弦大實長之四脉也實則浮中沉三取皆然牢則但於沉候取也洪與實皆有力也洪則重按少衰實則按之亦强也革與牢皆大而弦也革則浮取而得牢則沉取而見也濡與弱皆細小也濡在浮分重按卽不見弱主沉分輕取則不得也細與微皆無力也細則指下分明微則似有若無糢糊難見也促結濇代皆有止者也數時一止爲促緩時一止爲結往來遲滯似止非止爲濇動而中止不能自還止有定數爲代也

脉有相反宜叅者浮沉者脉之升降也遲數者脉之急慢也滑濇者脉之通滯也虛實者脉之剛柔也長短者脉之盈縮也洪微者脉之盛衰也緊緩者脉之張弛也牢革者脉之內外也動伏者脉之出處也促結者脉之陰陽也濡弱者脉之窮于進退者也芤弦者脉之見于盛衰者也明其相反之義別其相似之形於診脉之道思過半矣

察脉須識上下來去至止六字不明此則陰陽虛實不别也上者爲陽下者爲陰來者爲陽去者爲陰至者爲陽止者爲陰上者自尺部上於寸口陽生于陰也下者自寸口下於尺部陰生於陽也來者自骨肉之分而出於皮膚之際氣之升也去者自

皮膚之際而還於骨肉之分氣之降也至者脉之應尋常應手之脉也止者脉之息歇至不勻之脉如促結濇代之類也六脉同等者平脉也六脉偏盛者病脉也故內經曰察九候獨小者病獨大者病獨疾者病獨遲者病獨熱者病獨寒者病獨陷下者病名之曰七診也又曰七診雖見九候皆從者不死此見脉之不可一途而取也又曰形肉已脫九候雖調猶死此見脉之不可不合以形也故曰能合脉色可以萬全又病有從證不從脉者有從脉不從證者變而通之存乎其人也

按望聞問切古之四診診非獨以脉言也望者望其氣色也聞者聞其音聲也問者問其病源也切者切其脉狀也望而

知之謂之神，聞而知之謂之聖，問而知之謂之工，切而知之謂之巧。先望而聞，次問而切，乃一定之次也。今之醫者本不知脉而妄以爲知脉，病家又方欲以病試醫，於是舍望聞問而惟切是務，其於切也，又徒附切之名而不盡切之道，欲以治病也難矣。不知内經論病，無不以形與脉並言，其曰能合脉色可以萬全，尤其顯明彰著者也。又徵四失篇曰：診病不問其始，憂患飲食之失節，起居之過度，或傷於毒，不先言此，卒持氣口，何病能中。此尤見先問後診爲不易之道也。蘇東坡云：吾疾必盡告醫者，使其胸中了然，然後診脉，則疑似不能惑也。吾求愈疾而已，豈以困醫爲事哉。王海藏云：常人求診拱默惟令切脉試其知否不知氣血附于經絡熱則脉疾寒則脉遲實則有力虛則無力可以脉知也若得病之由及所傷之物豈能以脉知之乎故醫者不可不問其由病者不可不說其故也觀二公之言世之以病試醫者可以悟矣

諸病之脉有宜有忌者傷寒未得汗宜陽脉忌陰脉已得汗宜陰脉忌陽脉傷寒陽證而見沉濇微遲之陰脉則脉與證反命必危殆陰證而見浮滑洪數之陽脉雖若反證在他證忌之獨傷寒爲邪氣將解之象雖困無害也　中風之脉宜浮遲忌堅大急數　虛勞之脉宜微弱忌洪數　癆瘵之脉宜耎緩忌細數　吐血之脉宜沉小忌實大　衄血之脉宜沉細忌浮大

便血之脉宜沉濇忌數疾　一切失血之證脉必見芤以芤有中空之象也緩小則順而吉數大則爲邪勝而凶若畜血在中則脉以牢大爲宜以微濇爲忌也　欬嗽之脉宜浮濡忌沉伏

喘急之脉宜浮滑忌短濇　頭痛之脉宜浮滑忌短濇　心痛之脉宜浮滑忌短濇　腹痛之脉宜沉細忌浮大弦長　鼓脹之脉宜浮大忌沉小　水腫之脉宜浮大忌沉細　霍亂之脉宜浮洪忌微遲　嘔吐反胃之脉宜浮滑忌弦數緊濇　痞滿之脉宜浮大忌沉小　積聚癥瘕之脉宜沉實忌虛弱　泄瀉之脉宜沉細忌浮大　下痢之脉宜沉小微細忌洪大弦數

瘧脉必弦弦數則熱弦遲則寒代散者則死也　氣病之脉

宜沉伏、忌濇弱　發熱之脉宜洪數、忌微濇　消渴之脉宜數
大、忌虛小　痿痺之脉宜虛濡、忌緊急　顛狂之脉宜浮洪、忌
沉急　淋閉之脉宜實大、忌濇小　疝氣之脉宜牢急、忌弱急
黃疸之脉、宜洪數浮大、忌微濇　墮傷脉宜緊急、忌弱小
金瘡之脉宜微細、忌緊數　中惡之脉宜緊細、忌浮大　中毒
之脉、宜洪大、忌微細　癰疽之脉未潰則宜洪大、已潰則忌洪
大　帶下之脉、宜遲滑、忌疾急　崩漏之脉、宜微弱、忌實大
妊娠之脉未產宜實大、忌沉細、既產則忌實大、宜緩小也
七絕脉者、一曰彈石、如指彈石、在筋肉間劈劈然硬、尋即散者、
腎絕也、二曰雀啄、如雀啄食、連連搏指、忽然止絕、良久復來、肝

絶也。三曰屋漏。如屋殘漏下。良久一滴。濺起而無力。胃絶也。四曰解索。如索之解。指下散亂無復次序。乍疎乍數。脾絶也。五曰蝦遊。脉來沉時忽一浮。如蝦之遊。始則冉冉不動。久之忽然一躍。大腸絶也。六曰魚翔。脉來浮時忽一沉。如魚之翔。似有似無。心絶也。七曰釜沸。如釜湯沸。在於皮膚。有出無入。湧湧如羨上波。肺絶也

奇經八脉者。督脉。任脉。衝脉。帶脉。陽蹻。陰蹻。陽維。陰維也。督脉行背部中。爲陽脉之都綱。其脉尺寸中央俱浮。直上直下。其見症也。脊强而腰厥。任脉行腹部中。爲陰脉之統會。其脉寸口丸丸。緊細實長至關。其見症也。苦內結。男子爲七疝。女子爲瘕聚

衝脉通十二經之氣血、其脉尺寸中央俱牢、直上直下、其見症也氣逆而裏急、帶脉總束諸脉、其脉關部左右彈、其見症也苦腹滿、腰溶溶如坐水中、蹻者、蹻捷之義也陽蹻之脉、寸部左右彈其見症也陰緩而陽急、陰蹻之脉、尺部左右彈、其見症也陽緩而陰急維者、維持之義也陽維之脉、尺内斜上至寸、陰維之脉、尺外斜上至寸、二經之見症也悵然失志、容容不能自持、驚卽失志喜則恍惚、李時珍曰、人身有經脉絡脉、直行曰經、旁行曰絡、經凡十二、手之三陰三陽足之三陰三陽是也、絡凡十五、乃十二經各有一別絡、而脾又有一大絡、并任督二絡、爲十五也、共二十七氣、相隨上下、如泉之流、不得休息、陰脉營於五藏

陽脉營於六府陰陽相貫如環無端其流溢之氣入於奇經轉
相灌溉奇經凡八脉不拘制于十二正經無表裡配合故謂之
奇蓋正經猶溝渠奇經猶河澤正經之脉隆盛則溢于奇經故
扁鵲比之天雨溝渠溢滿滂沛河澤此靈素未發之旨也又曰
陽維起于諸陽之會由外踝而上行于衛分陰維起於諸陰之
交由內踝而上行於營分所以爲一身之綱維也陽蹻起於跟
中循外踝上行於身之左右陰蹻起於跟中循內踝上行於身
之左右所以使機關之蹻捷也督脉起於會陰循背而行于身
之後爲陽脉之總督故曰陽脉之海任脉起於會陰循腹而行
於身之前爲陰脉之承任故曰陰脉之海衝脉起於會陰夾臍

而行直衝於上爲諸脉之衝要故曰十二經脉之海帶脉則横圍于腰狀如束帶所以總約諸脉者也是故陽維主一身之表陰維主一身之裏以乾坤言也陽蹻主一身左右之陽陰蹻主一身左右之陰以東西言也督脉主身後之陽任脉主身前之陰以南北言也帶脉横束諸脉以六合言也故醫而知此八脉則十二經十五絡之大旨得矣

政運有不應之脉不應者沉細之謂也凡值此不應之脉乃歲運合宜命曰天和不必求治若誤治之反伐天和矣經所謂必先歲氣毋伐天和者是也蓋合十干爲五運甲巳爲土運乙庚爲金運丙辛爲水運丁壬爲木運戊癸爲火運對十二支爲六

氣、子午俱爲君火、丑未俱爲濕土、寅申俱爲相火、卯酉俱爲燥金、辰戌俱爲寒水、巳亥俱爲風木、運乃五年一週、氣則六期環會、又以子午卯酉爲一律、丑未辰戌爲一律、寅申巳亥爲一律、子午之歲、少陰君火司天、則陽明燥金在泉、丑未之歲、太陰濕土司天、則太陽寒水在泉、寅申之歲、少陽相火司天、則厥陰風木在泉、卯酉之歲、陽明燥金司天、則少陰君火在泉、辰戌之歲、太陽寒水司天、則太陰濕土在泉、巳亥之歲、厥陰風木司天、則少陽相火在泉、司天主歲半之前、在泉主歲半之後、又以土運甲己二年爲南政、金木水火四運、乙丙丁戊庚辛壬癸八年、皆爲北政、南政者、面南行令、則南爲上而北爲下、司天在上、在泉在下在人則寸爲上而尺爲下脉有不應者謂陰之所在脉乃沉細不應本位也故南政之年如遇少陰司天則兩寸不應厥陰司天則右寸不應太陰司天則左寸不應如遇少陰在泉則兩尺不應厥陰在泉則右尺不應太陰在泉則左尺不應也北政者北面受令則北爲上而南爲下在泉應上司天應下故北政之年如遇少陰司天則兩尺不應厥陰司天則右尺不應太陰司天則左尺不應如遇少陰在泉則兩寸不應厥陰在泉則右寸不應太陰在泉則左寸不應也如尺當不應而反浮大寸當浮大而反沉細寸當不應而反浮大尺當浮大而反沉細是爲尺寸反經所謂尺寸反者死也如右當不應而反浮大左當

浮大而反沉細，左當不應而反浮大，右當浮大而反沉細，是爲左右交，經所謂左右交者死也。

按運氣之說，詳於素問天元紀大論以下七篇。後之人，有篤信其言者，有不信其言者，二者皆非也。蓋其理則不可不明，其數則不可過泥也。古人云，不明五運六氣，檢遍方書何濟，則其理可以不明乎。歲氣之在天者，有反常之時，疾病之在人者，無一定之例，以有限之干支，豈能律無窮之疾病，則其數可以過泥乎。以脉言之，則陰之所在，而脉不應者，不可不知者也。不知則不免於伐天和矣。若夫决死生者，則當五藏之宜忌，四時之宜忌，疾病之宜忌爲之主，而不可執一尺寸

反左右交之説爲斷也
婦人之脉陰搏陽別謂之有子陰搏陽別者寸爲陽尺爲陰言尺陰之脉搏指而動與寸陽之脉迥然分別此有子之診也又手少陰脉動甚者姙子也手少陰者左寸心經之脉也心爲主血之藏故胎結而動甚也又體弱之婦其脉難顯尺内按之不絶便是有子脉經所謂三部浮沉正等按之無絶者姙娠也月斷病多六脉不病亦爲有子内經所謂何以知懷子之且生身有病而無邪脉也大抵尺脉大而旺者爲孕左尺洪大滑實爲男右尺洪大滑實爲女又左手沉實爲男右手浮大爲女左右手俱沉實生二男左右手俱浮大生二女姙娠初時脉滑疾重

手按之散者、胎已三月也、重手按之不散、但疾不滑者、胎已五月也、婦人經斷有軀、其脉弦者、後必大下、不成胎也、姙娠七八月、脉實牢强大者吉、沉細者主難産也、得離經之脉曰産期、離經者離乎經常之脉也、胎動於中、脉亂於外、勢之必至也

按素問平人氣象論曰、婦人手少陰脉動甚者、姙子也、明言手少陰、則爲左寸心經之脉無疑矣、蓋心主血脉、血旺乃能成胎、血旺胎結、故心部之脉、獨動而甚、亦不易之理也、後之解者、乃以手少陰爲手中之少陰、爲腎脉而非心脉、支離勉强、莫此爲甚、不知內經陰搏陽别之言、自指腎脉、手少陰脉動甚之言、自指心脉、蓋兩尺獨大且旺者、爲有子、左寸獨動

而甚者，亦爲有子也。若以手少陰爲手中之少陰，則言足少陰者，亦足中之少陰乎。濟陰綱目首載脉經之言曰，診其脉，手少陰之脉動甚者，姙子也，又載素問之言曰，婦人足少陰脉動甚者，姙子也，內經明言手少陰，而以爲足少陰，則謬誤之尤甚者也

小兒五歲以下，未可診寸關尺，惟看虎口三關之紋，以男左女右爲則，食指第一節寅位爲風關，脉見爲易治，第二節卯位爲氣關，脉見爲病深，第三節辰位爲命關，脉見爲命危，紋色紫曰熱，紅曰傷寒，靑曰驚風，白曰疳，淡黃淡紅曰無病，黑色曰危，五歲以上，乃以一指取寸關尺之處，常以六至或七至爲和平，加

則爲熱減則爲寒皆如大人診法小兒脉亂身熱汗出不食食即吐多爲變蒸也小兒四支獨冷股栗惡寒面赤氣粗涕淚交至必爲痘疹也

太素脉法者起于楊上善按之內經初無此旨意其神於風鑑托名于脉以神其說也非脉法之正也而其中亦有可採之句如曰脉形圓凈至數分明謂之清脉形散濇至數糢糊謂之濁質清脉清富貴而多喜質濁脉濁貧賤而多憂質清脉濁外富貴而內貧賤失意處多得意處少也質濁脉清外貧賤而內富貴得意處多失意處少也富貴而壽脉淸而長貧賤而夭脉濁而促淸而促者富貴而夭濁而長者貧賤而壽此皆可採之句

然不能外乎風鑑也

診法體用附

上古以三部九候決死生是遍求法以人迎寸口趺陽辨吉凶是扼要法自難經獨取寸口之說行人迎趺陽不叅矣氣口成寸爲脉之大會死生吉凶係焉是亦可取然自有脉經以來諸家繼起各以脉名取勝泛而不切在診法取其約於脉名取其繁此仲景所云馳競浮華是也　仲景立脉法只在脉之體用上推求不在脉之名目上分疏故以陰陽爲體則浮大動滑數爲陽之用沉濇弱弦遲爲陰之用以表裡爲體則浮爲表用沉爲裏用以藏府爲體則數爲府用遲爲藏用如以浮沉爲體則

浮中沉各有遲數爲用以浮爲體則大動滑數爲用之常濇弱弦遲爲用之變體用之間見脉之變化而致病之因與病情之虚實病機之輕重轉移亦隨之而見全在診脉之巧看法之細耳脉理大綱不外名陽名陰之十種陰陽配偶惟見五端浮沉是脉體大弱是脉勢滑濇是脉氣動弦是脉形遲數是脉息不得概以脉象視之　脉有對看法正看法反看法平看法變看法有徹底看法　如有浮卽有沉有大卽有弱與滑濇遲數合之於病則浮爲在表沉爲在裏大爲有餘弱爲不足滑爲血多濇爲氣少動爲搏陽弦爲搏陰數爲在府遲爲在藏此對看法

如浮大動滑數脉氣之有餘名陽沉弱濇弦遲氣之不足名

陰此正看法　又當知其中有陰陽勝復之病機夫陰陽之轉旋也有餘而往不足隨之不足而往有餘從之故其始也爲浮爲大爲動爲滑爲數其繼也反沉反弱反濇反弦反遲此是陽消陰長之機其始也爲沉爲弱爲濇爲弦爲遲其繼也微浮微大微動微滑微數此是陽進陰退之機皆病欲愈之象此反看法　浮而兼大動滑數此是純陽必是陽盛陰虛之症沉而更兼弱濇弦遲此是重陰必陰盛陽虛之症矣此平看法　如浮弱浮濇浮弦浮遲此陽中有陰其病陽虛而陰氣伏於陽中將有亡陽之變當以扶陽爲急務矣如沉大沉滑沉數此陰中有陽其人陰虛而陽邪下陷於陰中也將有陰竭之患當以存陰

爲深慮矣、此爲變看法　如五陽之脈體雖不變、始而有力、終之無力而微、知陽將絶矣、五陰之脈、喜變爲陽、若忽見五陽之狀、是陰極似陽、此反照不長、餘燼易滅也、是徹底看法　更有眞陰眞陽看法、凡陰病見陽者生、陽病見陰者死、（成註只據傷寒說、）觀凡宊卽知脈法、不專爲傷寒說、此見仲景之活法矣、脈以胃氣爲本、名陽名陰、本非陰陽之實、因胃氣稍虛、則陰陽偏重、較之平脈有餘名陽、不足名陰、如陽病兼外傷六氣、陰病兼內傷精氣、若專指傷寒之陰症陽症、則淺矣、陽脈指胃脘之眞陽、（經所謂二十五陽是也）陰病見陽脈、是胃氣未傷、故主生、（內經所云、別于陽者、知病起時也）陰脈見五藏之眞陰、因胃脘之陽不至手太陰、五藏之眞陰來見、是脉無胃氣故見陰主死內經所謂别于陰者知死生之期也要知見沉弱濇弦遲是病脉不是死脉見於陽病最多陽病見浮大動滑數不休即是死脉而陰病見浮大動滑數之脉每見陰極似陽未必即可生之機也若眞藏脉至如肝脉之中外急心脉堅而摶肺脉浮而大腎脉彈石脾脉如距喙皆反見有餘之象豈可以陽名之經曰邪氣來也緊而疾穀氣來也徐而和則又不得以遲數論陰陽矣凡脉之不浮不沉而在中不遲不數而五至者謂之平脉是有胃氣可以神求不可以象求也若一見浮沉遲數之象斯爲病脉矣　浮沉遲數本不可以藏府分既有陰陽之可名即以陽表陰裏府陽藏陰定之以爲病所在耳　試觀脉之

浮爲在表應病亦爲在外然脉浮亦有裏症或表邪初陷或裡邪欲出究竟不離於表故主表其大綱也　沉爲在裡應病亦爲在裡然亦有表症或陽病見陰而危或陰出陽而愈究竟病根於裡故主裡其大綱也　數陽主熱而數有浮沉浮數主表熱沉數主裡熱有病在藏者然其由必自府以陽脉營其府故主府也遲陰主寒而遲亦有浮沉浮遲應表寒沉遲應裡寒有病在府者然其根必自藏以陰脉營其藏故主藏也脉象種種盡括于四者之中又以獨見爲準則獨見何部即以其部定表裏藏府之所在病無遁情矣

此篇乃來蘇集採仲景之平脉準繩有體有用附錄于此使玩者了然心目毋庸他求矣

一卷終

醫階辨証序

予讀歷代名醫諸書其立言廣發前賢之未備足開後人之學各逞家技不一而足分門别類寒熱消補而治之不爲不詳悉矣以予察之然猶未盡善也蓋有門類而無指引譬如一室之內非止一家一門之內非止一門臨于疑似之際存乎其人之摸索業斯道者智者能有幾人智者能明而愚者即昧矣豈非前賢之過歟故曰症候不明愚人迷路經絡不明盲子夜行李士才曰天下皆輕談醫醫者輙以長自許一旦臨疑似之証若處雲霧之中不辨東西南北幾微之際瞬息殺人矣予輯斯集也簡而明淺而易使學者察而精之則臨疑似之症即有下手

處一定不可移，再用前賢諸方，虛者補之，實者瀉之，寒者溫之，熱者清之，如鼓應桴，不致疑貳，而病者不得含冤于地下，此予之所大欲也，故名之曰醫階辨症云

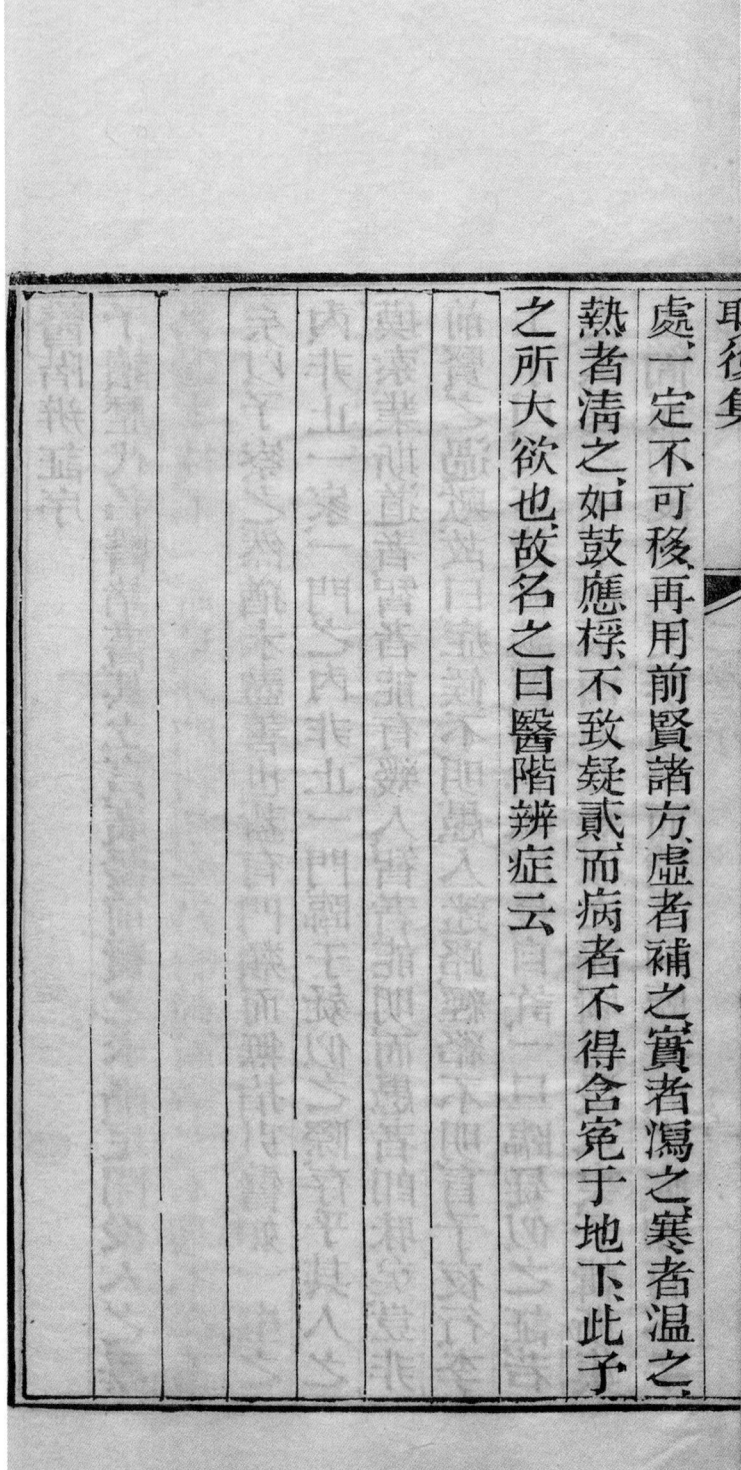

醫階辨症目錄

以上目録終　以下附虛症用藥法

凡人之一身，曰氣虛，曰血虛，曰陽虛，曰陰虛，四者須分開而治，
夫氣虛者，氣中之陰虛也　血虛者，血中之陰虛也

陽虛者心經之元陽虛也　陰虛者腎經之眞陰虛也

治氣虛（當用四君以補氣中之陰）　治血虛（當用四物以補血中之陰）

治陽虛其病多惡寒責其無火（宜以補氣藥中加烏附等藥甚者三建中正陽散之類）

治陰虛其病多壯熱責其無水（宜以補血藥中加知柏或大補陰丸滋陰大補丸之類）

蓋陽虛以心經元陽虛甚之軀（不可投芎苓辛散淡滲之劑恐反開腠理而泄眞氣）而陰虛以腎經眞水衰極之候（切不可服烏附等補陽之劑恐反助火邪而灼眞陰）第遇血脫血虛之証宜乎益氣以參芪正謂陽生陰長之理惟眞陰虛者若用參芪恐不能抵當而反益其病耳非血虛者忌參芪也是以必須將氣血陰陽四虛辨明方可以用藥不然即殺人矣可不愼歟

醫階辨症

太醫新安燕亭氏汪必昌輯著
男履吉汪國祥　芝圃國瑞　俊名國英　仝較

猝中暴厥辨

猝中者，忽然昏倒，如被射然，故曰中。蓋有風中、寒中、暑中、濕中、惡中之五者，此皆因外來之邪而得之。

暴厥者，忽然昏倒，如顛蹶然，故曰厥。蓋有氣厥、血厥、飲食厥、蚘厥、痰厥之五者，別如癲癇、鬱冒、脚氣諸病，亦暴然而厥，此皆因裏氣上逆而得之。

風中之狀猝然昏倒不知人面赤身熱惡風自汗甚者牙關緊急痰涎潮壅脉浮盛甚則沉伏

寒中之狀猝然昏倒不知人口噤身強直厥逆惡寒無汗脉浮遲或沉微嚴寒時得之

暑中之狀猝然昏倒不知人面垢冷汗出手足微冷或吐或瀉或喘滿脉虛大或弦遲盛暑時得之

濕中之狀猝然昏倒不知人關節重痛浮腫喘滿腹脹煩悶脉沉緩或沉細久居水濕地得之

惡中之狀猝然昏倒不知人手足逆冷肌膚粟起頭面青黑精神不守口噤或錯語妄言脉浮大而疾弔死問病入廟登塚夜

行曠野時得之、
猝然倒後見有瘖（因啞也）痱（肥小腫）偏枯喎（歪不正也）僻之症卽爲風
或曰火曰氣曰濕必挾有風始爲諸症五者初時昏倒其狀
皆同但中風者隨顯面赤身熱自汗之風証中寒者隨顯厥
逆强直之寒証中暑者隨顯面垢冷汗之暑証中濕者隨顯
重痛浮腫之濕証中惡者隨顯頭面青黑肌膚粟起之惡証
迥然不同可辨而知

暴厥五症辨

痰厥之狀忽然顛蹶不知人痰涎壅上膂如曳鋸聲在咽中脉
浮滑或沉

氣厥之狀、忽然顛蹶不知人身冷無痰涎輕者扶起則甦氣口脉微數或沉遲、

血厥之狀、忽然身不動、口不能言惡聞人聲、脉如故婦人有之

食厥之狀醉飽後忽然厥逆、口不能言肢不能舉氣口脉緊盛

蚘厥之狀忽然昏厥隨見心腹絞痛面青口吐涎必帶唇紅、面有白斑、

五者、皆內因也、一時厥氣上逆初病皆相似、隨顯本証皆有明辨外此有癲癇者、亦忽然仆倒手足搐搦、喉中作聲、少頃自甦有鬱冒者、婦人產後惡露上衝、亦忽然昏眩不知人有脚氣者、厥氣上逆死于頃刻、與諸厥殊異

中風類中辨

風中之狀猝然仆不省人事口噤涎潮身熱自汗惡風中後見痦痱偏枯喎僻痺痛諸証、

火中之狀猝仆不省人事口噤涎潮內外皆熱不惡風自汗中後或見口瘖偏枯喎僻痺痛諸証、

濕中之狀猝仆不省人事口噤涎潮身不甚熱中後亦見口瘖偏枯喎僻痺痛諸証

古云中風者謂八方風邪中人也、火中者卽劉河澗所謂心火暴甚忽然勃發而昏仆無知也、濕中者卽朱丹溪所謂濕生痰痰生熱熱生風風痰上壅故亦猝然無知也、三者內外之因不同而病狀相類故曰類中風　熱中風者其人表虛外爲風邪所中直入藏府鼓動痰火而作是風爲本而痰火爲標　火中濕中二者乃痰火內動而生風是濕痰與火爲本而風爲標治應不同三者之証相類有可辨者在風則身熱自汗在火則內外皆熱而不惡風無汗在濕痰則痰盛而身不熱以此而辨之　二病中後隨顯藏府之中証者是必外挾風邪而作與中風相似一類故名之曰類中風

口噤涎潮同異辨

口噤者牙關緊急也　涎潮者痰涎上壅也惟風痰証有之如火中濕中亦有其証必兼外中風邪而後作故曰類中風若

無上等証則不得以風治也、

中寒中惡但口噤而不涎潮痰厥涎潮而不口噤諸厥皆無

此症、

諸瘖証辨

風中藏者心神昏昧而不能言但噫嘻作聲

風痰者舌本強硬而不能言、

風熱者舌縱大滿口而不能言

寒中三陰者舌短縮而不能言

內虛者語言蹇澁而不明、

勞嗽者眞氣極不能上通心肺語聲不出、

耶從隻

亡血者三陰脉虛而不能作聲

叫號失音者風入會厭而不能開闔作聲

咳嗽失音者痰壅肺孔而不能出聲

舌瘖者喉中有聲而舌不能轉掉言語

喉瘖者喉不出聲而舌能轉掉也在外者風寒在內者熱痰虛也

半身不遂手足不隨麻木不仁痿躄嚲曳辨

半身不遂者或左或右半體頑麻肢節拳曲而不直遂在左爲癱在右爲瘓

手足不隨者手足痿罷而不隨或軟弱無力

麻木不仁者肌肉頑痺搔之不知痛痒
痿躄者下體筋骨懈弛機關不束行則躄而不正
軃朶㡀者軃肩而㡀行
半身不遂卽偏枯也　四肢不隨卽瘓也　麻木不仁卽着痺也　痿躄卽緩也　軃㡀亦痿之類也

偏枯三証辨

風偏枯手足拳攣動摇而痛
火偏枯筋急不能伸肌肉枯燥
濕偏枯手足拳曲肉胕痿約
振動爲風燥急爲火肉胕爲濕

耶後集

喎僻五証辨

風中喎僻口目牽引而蠕動筋脈弛長不喎邊爲病

濕中喎僻口目牽引而不急筋脈弛長爲病

寒中喎僻口目牽引而緊急厥逆筋脈短縮爲病

風痼喎僻口目牽引喎過如故

無猝仆風濕諸証而喎僻屬風痰上壅不治將爲痰厥

冬令外傷七症辨

太陽傷寒其狀頭項強腰脊痛無汗而惡寒尺寸脈浮緊

兩感傷寒其狀頭項強痛見太陽証又見口燥舌乾之少陰証

表裏陰陽並傳

夾食傷寒、其狀頭項强痛、又腹滿噫臭呑酸、人迎氣口並脉大
勞力傷寒、其狀汗出無力腰膝酸疼困怠脉浮濡
四者皆陽証傷寒也　太陽外傷兩間陰凝之氣正傷寒也
兩感傷寒陰陽並傷不必治不治症也　夾食傷寒或外感
寒而後內傷食或內傷食而後外傷寒先者爲本後者爲標
勞力傷寒因勞傷而受寒勞爲本寒爲標皆重証也
三陰中寒腹滿痛吐自利惡寒厥逆　或厥逆下利但欲寐心
煩　或舌捲囊縮二便利巔惱痛吐沫厥逆而利脉沉微
猝中寒身仆倒地口噤强直或口喎目斜脉細沉
二者陰証傷寒也三陰寒証多端病只在本經而不傳變猝

中昏作由寒邪直入三陰之藏即陰寒之甚者耳

冬溫之狀頭痛身熱咽乾心煩咳嗽痰唾稠粘比戶皆然

傷寒中寒冬令時病也冬溫冬應寒而反熱不時病也

春令外傷七証辨

太陽中風其狀頭項強腰脊疼發熱自汗惡風脉浮緩

傷風之狀頭痛身熱嗽嗽鼻塞聲音重涕唾稠黏脉洪大

風溫之狀身灼熱自汗鼻鼾身重多眠語言難出陽浮滑。陰濡弱

春溫之狀頭痛身熱口渴不惡寒而惡熱脉陽洪數陰實大

溫瘧之狀先熱後寒作止有時脉緊澀

大頭溫之狀頭面焮腫而赤痛憎寒壯熱脉陽濡弱陰弦緊

感冒風寒其狀如太陽症頭項腰脊痛惡寒無汗

太陽中風風傷衛故惡風自汗與寒証異　傷風風爲春病欬嗽鼻塞聲重風壅於肺也　風温自汗風也身灼熱温也

春温冬傷于寒不即發至春氣温而後發故身熱口渴而成裡熱之症即晚發傷寒也　温瘧亦冬寒春發重感温氣故先熱後寒也　大頭瘟乃風寒濕之氣蘊結爲毒而發于三陽也不獨春時見之而春病爲多　感冒風寒即三時傷寒也在春分前得者仍與正傷寒同治陰寒已退而有太陽病則宜以風治

夏令外傷七証辨

取後集

夏熱病其狀頭痛身壯熱大惡熱而渴脈陽洪數陰實大

傷暑之狀頭痛發熱面垢自汗背微惡寒身體不痛脈芤或細或弦遲

中暑之狀猝然仆倒面垢身微冷冷汗出脈虛大

中熱之狀頭痛躁越汗大洩煩渴口齒燥脈實大

濕温之狀發熱甚而惡寒胸腹滿悶妄言自汗兩脛逆冷四肢倦怠脈寸耎弱尺小急

感冒風寒狀如太陽症或有汗或無汗

瘟疫之狀頭痛身形拘急而痛惡寒無汗脈陽耎弱陰弦緊

先夏至日爲病熱熱者冬傷於寒久欝至夏而發故壯熱大惡熱成內外皆熱之証即晚發傷寒也後夏至日爲病暑暑

者陰邪外覆陽氣內鬱不得發越故發熱而背惡寒卽夏之寒病也　中暑卽傷暑之重者暑中心肺之藏故猝仆不知人如中風也中暑者陰寒覆于外夏病之陰症也中熱者陽熱乘於內外夏病之陽証也此暑熱二証之辨也　夏令天之暍氣盛于上地之濕氣盛于下兩間之熱氣盛于中中熱者暍熱二氣爲病濕温者濕熱二氣爲病也此中熱中濕之辨也　感冒風寒外傷凄清之氣見太陽証者是也若不身痛不惡寒而有汗則爲傷暑非傷寒也瘟疫者非時之氣爲病若非長幼比戶同病則亦不得以爲疫也

秋令外傷三証辨

傷燥之狀便溺澁少津液枯涸筋脉乾勁皮膚皺揭脉細澁

寒熱瘧或先寒後熱或先熱後寒或有汗或無汗或日作或間日作或三日一作然必止作有時脉多弦

感冒風寒頭項痛或身痛或有汗或無汗脉浮緊

秋令燥氣流行有病燥者時氣爲病也白露以前暑氣未退有病如暑熱証者當從夏令治之霜降以後有病如太陽証者卽傷寒也如冬令治之瘧病始於夏暑重感秋氣而作經曰夏傷於暑秋爲痎瘧是也

瘟疫三証辨

寒疫之狀身形拘急而痛惡寒無汗

温疫之狀頭痛身熱咽乾心煩涕唾稠粘

濕疫之狀頭重痛項強一身盡痛憎寒壯熱肢體胕腫胸腹滿脹

疫者非時之氣爲病比戶長幼皆同病者是也夏病寒疫狀如太陽傷寒冬病瘟疫狀如傷風濕氣流行狀如中濕但以病相襲染則爲疫

暑霍亂寒霍亂二證辨

霍亂吐利肢冷煩躁是中暑證

霍亂吐利頭痛發熱是傷寒證

吐利症辨

霍亂之吐利是外感挾内傷證

無霍亂狀而吐利是单內傷飲食証

四時瘧十二証辨

牝瘧但寒不熱無汗寒慄頭痛病屬太陽

癉瘧但熱不寒煩熱自汗病屬陽明

風瘧先熱後寒惡風自汗頭疼病屬少陽

濕瘧先寒後熱身重嘔逆病屬太陰

痎瘧寒熱間日一作或三日一作纏綿不已病屬少陰厥陰

五者皆屬外感六經受病之不同

痰瘧寒熱往來膈滿不思食

食瘧寒熱往來饑不欲食食即中滿欲嘔

瘴瘧寒熱狂躁或瘖不能言

瘧母腹脇有形塊飲食阻滯

四者皆由先外感暑濕復有內傷積痰停食畜血留飲而成

疫瘧寒熱有時長幼並作比戶皆同　得之天時

勞瘧寒熱不甚倦怠少氣微勞即作　得之勞倦

温瘧先熱後寒頭痛發于春時

諸瘧皆發于夏秋唯温瘧發於春由冬傷于寒而春復傷於温氣而作也

傷飲証辨

傷飲酒頭痛身熱口渴而嘔逆溺色赤

傷飲茶水腹滿冷痛小便不利

酒者濕熱故傷之身熱口渴溺色赤　茶水爲寒濕故傷之腹冷痛而不身熱口渴

傷食食傷脾胃辨

傷食食多停滯膈塞嘔逆噦酸噫臭而惡食

食傷脾胃饑飽不勻所致氣倦畏食口不知味

傷食者食滯中脘不能消化則有膈塞嘔逆等証　若因饑飽失時損傷中氣而爲病是胃脾受傷而不能克化飲食而不食故無膈塞噫臭諸証

惡食不能食饑不欲食三証辨

惡食心下痞滿見食惡食甚則惡聞食臭
不能食心下不痞滿自不能食
饑不欲食心下自不嗜食若饑狀

饑飽傷中勞役傷中辨

饑飽內傷之狀頭痛氣喘少氣寒熱困倦手按心口痛脉右關損弱惟顯脾脉大而數時一代

勞役內傷之狀頭痛氣喘少氣寒熱困倦手按心口不痛右關脉大而數時一代而澁

饑飽傷中其證多同但按之心口痛者饑飽傷也　按之不痛者勞倦傷也脉亦少異

外傷内傷辨

外傷有餘之症寒熱並作語聲重濁前輕後重高厲有力腹中和口知穀味手背熱手心不甚熱

内傷不足之証寒熱間作口鼻中氣短少氣不足以息困倦語言前重後輕氣不相續腹中不和不知穀味手心熱手背不甚熱　内傷外傷形証殊甚外傷所見皆表証　内傷所見皆裏証外傷脉見人迎内傷脉見氣口殊别

内傷脾胃内傷肝腎辨

内傷脾胃之証發熱惡寒熱發肌表捫之烙手口鼻中氣不足以息語言氣短腹中不和口不知味心下痞滿悶二便不調脉

見氣口大而數

內傷肝腎之症骨蒸蒸然熱或潮熱心怯氣短夜多盜汗氣不降痰涎上逆晝少精神眼花耳鳴脉浮大而虚

饑飽勞役過度損傷脾胃之陽故顯証皆陽虚房勞過度損傷肝腎之陰故顯証皆陰虚所最易辨者陽虚熱午前潮午後止陰虚熱午後潮夜半止陽虚脉見右關陰虚脉見二尺

虚損勞傷極辨

虚者氣血不足也氣虚則陽虚表虚血虚則陰虚裏虚

損者虚甚五藏有虧損也肺損皮聚毛落面色白夭心損驚悸健忘色不榮脾胃損飲食少進不能克化倦怠肝損目暗爪枯

筋不榮腎損漏精遺溺腰膝痿弱

勞傷極者形勞則肺傷甚則氣極皮毛焦津液枯乏氣喘息神勞則傷心甚則脉極欬而心痛咽腫喉中介介如梗愁勞則脾傷甚則肉極四肢困倦不思食肌肉削瘦罷皮勞則傷肝甚則筋極肢攣指甲疼轉筋房勞則腎傷甚則骨極面黑腰脊痛氣衰毛髮枯精極陰寒精自出齒弱核小視聽已卸

頭痛寒熱内外十五証辨

太陽傷寒頭項腰脊痛惡寒而無汗初無熱

太陽中風頭項强痛發熱自汗而惡風

三陰中寒身冷惡寒而不頭痛發熱

晚發傷寒頭痛身壯熱不惡寒而惡熱
傷風頭痛發熱惡風自汗而咳嗽鼻塞聲重
風溫身灼熱自汗多眠而不頭痛
濕溫身熱自汗惡寒兩脛逆冷腹冷而不頭痛
傷暑頭痛發熱但背微惡寒
中熱頭痛身躁熱汗大出大惡熱不惡寒
瘟疫頭痛身熱或惡寒或惡熱比戶同病
瘧寒熱或單熱單寒或頭疼或不疼但作止有期
內傷飲酒頭痛身熱而口渴嘔噦
內傷食頭顱痛胸腹脇熱噫臭惡食

內傷勞倦頭不甚痛惡小風寒有時煩熱口不知味

虛勞骨蒸熱或潮熱或惡寒或有汗而不頭痛

內外之傷皆有頭痛寒熱之證所可辨者外傷頭痛不止止則其病愈或傳變爲別証內傷頭痛作止無時外傷發熱而惡寒寒熱並作內傷蒸熱而畏寒寒熱間作迥然不同

眞熱假熱辨

傷寒內傳陽明躁熱渴飲舌胎黃或焦黑有芒刺脉洪盛

內傷血虛肌熱躁熱困渴引飲目赤面紅脉大而虛按之全無

內傷陰虛發熱煩渴引飲面目赤舌生芒刺唇黑裂喉間如烟火上冲手足心如火燎痰壅喘息脉洪數無倫次按之微弱

三者之証相似但陽明熱實之証脉洪大按之有力而血虚之脉雖洪大按之全無陰虚之脉雖洪數按之微弱實虚之辨在此

陰分潮熱三証辨

陰虚潮熱午後潮夜半止其熱下體甚

血虚潮熱遇夜身微熱早起如常其熱胸脇甚

大腸有宿食潮熱入暮作平旦止其熱大腹甚

痰食潮熱辨

痰飲潮熱胸膈壅塞背心痛

傷食潮熱胸膈痞悶心口痛

脾胃之俞在背脾有痰飲氣不得輸轉故背心痛胃在心下食傷胃故心口痛

心煩內外證辨

外邪內入心煩不得眠或嘔或渴或不利

內因火動心煩臥不安或頭痛氣短或心忡口燥

在外爲有餘故所見皆實證在內爲不足故所見皆虛證

惡寒反惡寒辨

傷寒惡寒而無汗　寒邪在表則表實故無汗

鬱火反惡寒而有汗　火鬱於內則裏熱而表虛故有汗

背惡寒三證辨

太陽傷暑、背惡寒、身熱口渴、有汗

陽明燥熱、背惡寒、大汗出、口中渴、

心下有痰飲、背惡寒、冷如冰而無汗、

內外以有汗無汗辨之、暑爲熱、又以有汗而冷、大汗熱辨之

振慄五証辨

汗後、心動搖、肉瞤、筋惕、心下悸、　陰寒、身冷振振、欲擗地、　振寒遇炎暑、禁慄、如喪神守、　牝瘧、作戰慄鼓頷、但寒不熱、無汗、作止有時　顫振、筋脉約束不住、而不任持身體動搖、

五者皆有明辨、汗後振振、汗多亡陽也、身冷振振、陰寒勝也、牝瘧寒慄、邪與正爭也、炎暑禁慄、火欝于內也、顫振動搖、風

火乘虛也、

寒熱八証辨

傷寒少陽証、寒熱往來、胸脇滿而耳聾、外傷露風、寒熱交作、風熱内入血室、寒熱發作有時、譫語、陰陽相勝、發熱而惡寒、口乾心煩、肢節疼、飲食傷脾胃、寒熱併作、腹滿惡食、經絡有痰飲、寒熱間作、往來無定期、虛勞夜發寒熱、困怠少氣、瘧、寒熱作止有定時、

八者皆有明辨、少陽傳經、必口苦舌乾、露風寒熱交作、熱入血室、必值亾血之時、陰陽相勝、由脾熱胃寒之不和、飲食傷脾胃、則寒熱間作、痰飲寒熱作止不定、虛勞寒熱、必發于陰

分瘧寒熱先後作罷有時可辨

陽厥陰厥熱厥寒厥辨

陽厥內熱外寒手足雖冷而指甲溫　陰厥內外皆寒厥逆熱厥熱從足下起上至膝　寒厥寒從足下起上至膝

陽厥陰厥在外皆冷厥逆冷也　熱厥是熱寒厥是寒厥下氣上逆也

六欝爲病辨

氣欝生病胸脇痛或喘欬少痰沫或肺脹咽塞如欲嘔或心下攻走痛如針刺或心中痞悶而噫氣

血欝生病上爲衄血下結陰下血

痰鬱生病、痰厥、聲在咽間、或喘息、喉中有痰聲、或爲梅核氣、咽嗌不利、咯不出、嚥不下、或吞酸、或嘈雜、或嘔噦、或噯氣、

食鬱生病、噫酸噫臭、或腹滿不欲食、或腹疼欲嘔、

濕鬱生病、周身走痛、或關節重痛、遇天陰則作、

熱鬱生病、目瞀、小便赤、或狂越躁擾、或噤慄、如喪神守、或喉閉、或耳鳴、或重舌木舌、

六鬱爲病多端、凡病之久而不已者、皆鬱也、

鬱痞二証辨

鬱者、胸中滯而不通、由藏氣不平、六府傳化失常而然、

痞者、心下痞而不通泰、由脾之濕、上乘于心、與熱合而爲痞、

痰生百病八証辨

痰因風而生者，病在肝，其面青，四肢滿悶，便溺秘濇，心多躁怒，變生病，爲癱瘓，爲喎僻，爲掉眩嘔吐，爲瘖風悶亂，爲風癎搐搦。

痰因熱而生者，病在心，其面赤，煩熱心痛，唇口乾燥，多喜笑，變生病，爲頭風，爲煩躁爛眼，怔忡懊憹，驚悸癲厥，喉閉咽腫，口瘡舌爍，重舌木舌，耳作鼓聲，牙痛腐爛。

痰因濕而生者，病在脾，其面黄，肢體沉重，嗜卧，四肢不收，腹脹而食不消，變生病，脇下注痛，四肢不舉，惡心嘔吐。

痰因氣而生者，病在肺，其面白，氣上喘促，悲愁不樂，洒淅寒熱，變生病，頭痛眩暈，身疼走注，攻刺，咳嗽哮喘

痰因寒而生者病在腎其面黑小便急痛足冷心下多恐怖變生病爲骨痺四肢不舉氣凝刺痛心頭冷痛背冷一塊痛
痰因驚而生者病在心膽時驚駭心包絡痛變生病爲驚癇驚狂癲厥
痰因酒食而生者病在脾胃飲酒卽吐腹滿不食口出臭氣
痰因脾虚而生者食不美反胃嘔吐

飲生諸病五証辨

飲留于上喘咳短氣不得卧時嘔淸水或酸或苦頭目眩暈面目胕腫胸中結滿
飲留於中喘不得卧卧則喘胸滿嘔吐腸鳴有聲渴飲入卽吐胸中痞食易消

飲留于下，脚跗腫，陰囊腫大如斗。

飲留于外，身腫注痛，欬唾引脇痛，通身洪腫，水壅皮膚，聶聶而動，行則濯濯有聲，喘欬不定。

飲留于內，腹中滿而腫大，四肢亦腫，按之凹。

痰，精液所生也，飲，水飲所化也，留之爲病多端，凡病之不可名目者，痰飲病也。

痰飲涎沫辨

稠濁爲痰，津液凝聚。清稀爲飲，水飲留積。綿纏爲涎，風熱津所結。清沫爲沫，氣虛液不行。

欬嗽分證合証兼症辨

肺生燥，乾欬有聲無痰。肺中寒，欬頻多，痰唾少。

肺脹喘嗽、上氣胸膈壅滿、 欬爲氣病、咳而聲微無力爲虛、聲高有力爲實、身熱口燥爲熱、身凉口不燥爲寒

嗽而不咳、有痰無聲、 飲氣喘嗽、胸膈滿、痰唾多、喉中作水雞聲、 嗽因痰飲出於脾胃、而不動肺、故不咳、

風咳嗽、痰唾稠粘、喉中癢、鼻流清涕、 暑熱咳嗽、唾沫、口中渴、喘急煩躁、 濕熱咳嗽、胸滿、身重痛、小便不利、 燥氣欬嗽、口中燥、咽乾、痰涎少、身熱、 寒咳嗽、喉中緊、聲嘶、畏冷、無汗、鼻流清涕、 內傷欬嗽、厥氣上逆、驟咳連聲不已、唾痰少、 伏火欬嗽、連續不止、身常熱、痰唾多、 肺伏寒熱、欬嗽、唾涎沫、遇乍寒乍熱皆作、 房勞陰火咳嗽、逆氣裏急、 腎氣上逆、咳嗽煩冤

音輭自覺氣從下上、動引百骸、虛勞欬嗽、咽乾疼、出痰或濃或淡或時有血、　肺脹欬嗽、喘而上氣、胸膈壅滿、　肺痿欬、唾涎沫、液燥而渴、心中溫液、　肺癰欬、引心中疼、涎唾臭、或吐膿、心中甲錯、

内傷外傷皆令人咳嗽、内爲虛、外爲實、

喘哮短氣三証辨

喘但呼而不能吸、出而不納也、　哮呼吸不能自由、出納留滯也、　短氣下氣不上續、能吸而不能呼、納而不出也、

喘上氣二証辨

喘之狀、促促氣急、喝喝痰聲、甚者、張口擡肩、搖身擷肚而不能

自已是也，氣上衝之狀，咽不得息，喘息有聲，不得卧者是也，

喘由肺氣上壅，氣上衝，由衝脉厥逆，

短氣少氣二證辨

短氣，氣短而不能接續，作呻吟聲，

少氣，氣少而不足以言以動，

吐食反胃二證辨

吐食，食入卽吐，食刹卽吐，

反胃，朝食暮吐，暮食朝吐，再食而吐出前物，

嘔吐噦三證辨

嘔，有聲有物，所出是痰水，吐，有物無聲，所出是食物，

噦、即乾嘔、有聲無物、

噯氣呃逆二証辨

噯氣、即噫慨氣、胸中氣欝而不伸、噯而出之、

呃逆、即吃忒、其氣自下而上、反而作聲、

噎膈膈咽不通三証辨

食不得下咽曰噎、食不下膈曰膈、

膈咽之間、陰陽之氣、不得升降、曰膈咽不通、

走哺關格辨

走哺、嘔逆不禁、二便不通、　關格、飲入則吐、下不得小便、

走哺、由下不通、濁氣上衝、而飲食不得入、關格、由上下陰陽

之氣倒置，上不得入，下不得出，

噎膈反胃三証辨

食入咽，即反出，曰噎，　食下咽入膈，少頃反出，曰膈，

食下膈入胃不反，及再食三食而反出，曰反胃，

嘈雜心痓辨

嘈雜之狀，心懸懸如饑，似痛非痛，得食暫止，

心痓之狀，心中熱欝不安，似痛非痛，得食易消，

嘈雜懊憹煩躁三証辨

嘈雜之狀，心下擾擾不安，思食，得食暫止，

懊憹之狀，心下熱如火灼不寧，得吐則止，

煩躁之狀，心中擾亂而憤激，兀兀不安，得吐則止，嘈雜，由肝木乘土，得食以禦之，懊憹煩躁，由邪熱內陷，心火不寧，得吐以安之，

心下痞胸痺胸痛三證辨

心下痞，心下滿而不痛，　胸痺，胸中滿而痛，

胸痛，胸中痛而不滿，

水腫氣腫二證辨

水腫之狀，腫而胕，按之有深凹，怔忡喘息，皮薄色澤，四肢胸腹皆腫，

氣腫之狀，腹獨腫，按之不成凹，皮厚色蒼，胸脇膨脹，四肢瘦削

取後集

水腫水脹辨

水腫之狀或先足跗腫而上、或先眼窠腫而下、或面目足跗一時並腫漸至于胸腹甚者、外腫而內脹、

水脹之狀先腹內脹、而後外亦大、漸至四肢亦腫、

水脹氣脹血脹穀脹四證辨

水脹腹大四肢漸腫、皮膚內漉漉有聲、怔忡喘息、

氣脹腹獨大四肢不腫、胸脇滿頻嘆氣、

血脹腹內有形塊、外有青紫筋、小便自利、

穀脹內有形塊、痞悶停酸、早食暮不能食、

水脹水飲流溢而成脹、即膚脹也、氣脹七氣憤鬱而成脹、即

鼓脹也血脹婦人經血不行夾水而成脹即血分也穀脹飲食留積漸大而成脹即食積也

中滿如脹辨

中滿者腹內滿而外腫大中滿者實滿也
如脹者胸腹自覺常滿外無脹形如脹者不滿也

內傷發黃外傷發黃辨

外傷發黃邪熱入裏不得發越而發黃其病皆實
內傷發黃飲食濕熱積不得解而發黃其症多虛

疸黃二症辨

疸病面目齒甲皆黃黃而明暴病也

黃病、但身面黃、黃而晦、久病也、

五疸証辨

黃疸、遍身熱而黃、面目黃、食已卽饑、安靜嗜卧、

酒疸、身目黃、小便黃、腹如水狀、足下熱、時欲嘔、

穀疸、遍身黃、食穀不消、食已卽眩、心中懊憹、

女勞疸、一身盡黃、額上黑、大便黑、應作黑疸、

黃汗、汗出如蘗汁、身熱、足冷、四肢腫、

黃腫疳黃血黃辨

黃腫、身面黃而胕腫、俗曰黃胖、 血黃、脫血而黃、枯萎無血也、

疳黃、身面黃而不腫、瘦弱、腹內有虫、卽食勞發黃

癥瘕痃癖四症辨

食癥，腹內堅實，按之應手。

血瘕，在少腹及左脇下，假物成形，無常處。

氣痃，在臍左右，肌肉間，條長緊急痛。

痰癖飲癖，側在兩脇隱僻處，不可見。

蓋此四証，內傷氣血痰食留着而成積也

五積辨

肝之積曰肥氣，在左脇下，如覆盃，有頭足。

肺之積曰息賁，在右脇下，大如覆盃，氣逆背痛。

心之積曰伏梁，起臍上，大如臂，上至心之下。

脾之積曰痞氣、在胃脘、如覆盃痞塞、饑減飽見、

腎之積曰奔豚若豚奔狀、自少腹上至心、或上或下、無時饑見

飽減、少腹急、腰痛、

肥氣者、肝之留血、　息賁者、肺之滯氣、　伏梁者心之鬱火

痞氣者、脾之濕氣、　奔豚者、腎之寒、水臟之氣、與外之淫

邪、合而爲病也、此五臟之邪、自爲積也、

積聚辨

積者、停積不散、按之堅而不移、　積卽癥瘕痃癖之爲積也、

聚者、忽聚忽散、推之移動不定、　聚氣聚而未成積也、

諸積兼見証辨

食積腹滿酢心、酒積目黃口乾、痰積涕唾稠黏、
涎積咽如曳鋸、水積足脛腫滿、氣積噫氣痞塞、
血積打撲肭瘀、産後不月、少腹、腰脇、有形塊、癖積兩胠卽脇下刺痛、

息奔息積辨

息奔在右脇下、大如覆盃、氣逆背痛、息奔已成積也、
息積右脇下滿、氣逆息難、息積未成形也、
二者、皆肺氣成病、

新血衄血畜血辨

新血、血出新鮮、衄血、血出汚穢、畜血、血蓄胸腹內結滿痛、

血色辨

血色鮮赤是新血、血紫黑成瘀是因熱而汚、

血黑黯成塊是因冷而瘀、

口中出血諸症辨

欬血欬而出血、如絲縷出肺絡、

嗽血不咳痰中帶血、出于脾脉、

欬唾血、欬而唾出純血、出肺肝腎三脉、

咳嗽唾膿血、身熱咽痛上氣其病爲肺痿、

欬唾膿血痰如糯米粥胸中隱隱痛其病爲肺癰、

喀血喀甚血少如針末出于腎之脉、

嘔吐血、或多或少或鮮赤或汚衊出于胃之脉、

鼻衄血二証辨

鼻出血少自腦下、出自肺脉、鼻出血多、夾鼻而下、出于胃脉、

溲血淋血辨

溲血溺出血、利而不痛、淋血溺出血、痛而不利、

下血諸証辨

腸風先血後糞、血清鮮、出于胃經、

臟毒先糞後血、血污濁、出于脾經、

結陰、卽腸風藏毒、久而不已、已而復作、出脾經、

腸澼、水穀與血、另作一泒、如潰桶湧出、久則爲痔患也、

血痔、腸頭有瘡、因便而出血、

暑毒下血，夏日下鮮血，將成腸癖，

酒毒下血，酒過于多，下血汚濁，久則爲痔，

外痛証辨

風痺，抽掣痛，走注不定，　寒痺，絀急痛甚拘攣，

濕痺，重着痛，麻木不仁，胕腫，　熱痺，滿悶痛，身煩熱，

痰飲痺痛，牽引走注，　瘀血痛，如錐刺，日輕夜重，

滞氣痛，延上下，欝悶不安，日重夜輕，

内痛証辨

寒痛，悠悠不止，喜熱惡寒，痛下延，

熱痛，緊急作輟，喜凉惡熱，痛延上，

虛痛、隱隱不甚、喜以物拄按、二便自利、
實痛、滿悶瘅渴、内實、不大便、
欝氣痛、如針刺、攻走上下、
酒積痛、泄黃沫、口渴身熱、
蓄血痛、口作血腥、飲水則呃、一點痛、不行移、
痰飲痛、去來無定、發厥、時眩暈、吐白涎、及下白積、
虫積痛、面白斑、目無精彩、唇紅、食卽痛、痛後能食、口吐淸水、腹有青筋、
食積痛、手不可按、不能食、痛甚欲大便、痛隨利减、

頭痛分經辨

太陽、巔頂連項痛、抽搐爲風、攣急爲寒、重墜爲濕、

陽明、額顱痛、目痛、鼻乾、爲燥熱、胸膈亦痛、爲傷食、痛而暈、喜熱

按、爲陽氣不升

少陽、耳中痛、起連耳上、及額角、爲風熱、魚尾痛、而上至額角、爲

血虛有火、

厥陰、腦中痛、吐沫、或腦痛、齒亦痛、並爲寒、腦痛不可已、爲腎氣

厥逆、腦盡痛、手足寒、至節、死不治、

太陽、寒水之經、主表、其病爲外入風寒、暑濕之邪、

陽明、燥金之經、主裏、其病爲燥熱、

少陽、相火之經、主表裏之半、其病爲寒熱、

厥陰、風木之經、與督脉會於腦

在腦、屬少陰、寒水、其病爲陰寒、內外之邪、皆得犯之、

厥氣痛辨

肝厥頭痛、嚴寒喜風凉、見烟火則作、

肝厥心痛甚、煩躁而吐、身熱足寒、

肝厥者、厥陰風木之氣、上衝、而爲熱痛也、故所見皆風熱症、

腎厥頭痛、巔腦痛、不可已、

腎厥心痛、手足厥逆、通身冷汗出、便溺淸利、不渴、氣微弱、

腎厥者、少陰寒水之氣、上衝、而爲寒痛也、故所見皆寒冷症、

大頭瘟雷頭風二症辨

大頭瘟、頭面腫大而痛、雷頭風、頭起核塊而不甚痛、

頭面腫痛分証經辨

太陽頭腦巔項病屬風寒、陽明額顱病屬燥熱濕熱、

少陽耳前後上下、及頷角魚尾病屬風熱、

心痛、心胞絡痛、胃痛、脾痛、胸痛、膈痛辨

真心痛、手足青過節、手足冷厥、死不治、

心包絡痛、痛徹背、寒、熱皆痛、胃痛、胃脘當心處痛、其因多端、

脾痛、脾脉絡心、痛不下食、胸痛、心之俞、膽之絡脉、引痛背脇、

膈痛、心胃之間、橫滿而痛、

三陰腹痛辨

太腹居臍上、屬太陰、其痛爲痰食、

臍腹居臍中、屬少陰、其痛爲寒、熱、

少腹居臍下、屬厥陰、其痛爲溺濇、及虛寒、

腹痛諸証辨

小腸氣、遶臍耕起、走注痛、　膀胱氣、少腹腫痛、不得小便、

肝氣、少腹痛引兩脇、　疝氣、少腹痛、引陰囊睾音皋丸、

腎氣、少腹上衝心痛、有形塊、即奔豚氣、

腰痛諸証辨

腰痛、在兩腰眼橫過處痛、乃足少陰、

腰連脊及項痛、乃足太陽、　腰連腿痛、亦足太陽經、

腰連胯痛、乃足少陽經、　腰連膝痛、足少陰厥陰經、

風寒濕熱四痺証辨

風痺、卽行痺、走注痛、俗稱爲流火、　寒痺、卽痛痺、痛甚苦楚、俗名痛風

濕痺、卽着痺、麻木不仁、俗名麻痺、　熱痺、卽上三痺之鬱病、肌肉變色、唇口反張

諸痺証辨

周痺、周身痺痛、卽一身之痛症、

血痺、卽血風痛之症、體如風吹、卧不時動摇、

腸痺、卽飱泄之症、數飲、小便不通、時飱泄、

胞痺、卽膀胱氣之症、少腹按之痛、小便濇、上流清涕也、

行痺支飲痺辨

行痺肢節走注痛、　支飲作痺腹脇肩背流注痛、

脚氣脚腫辨

脚氣足脛頑麻腫痛經曰痺厥　水腫脚脛虛胕而腫不痛、

太陽風痓二証辨

太陽中風頸項强急惡風自汗　風痓身强直手足搐搦而有汗或無汗

痓亦太陽傷風寒証為因濕勝故身强直

痓項强二証辨

痓身强直頸項强急甚者頭搖口噤角弓反張、

項强但頸項強直急無諸証、

痓外因内因辨

取後集

外因風濕柔痓身强直自汗而惡風

外因寒濕剛痓身强直無汗而惡寒

內因亡津液陰痓身强直厥逆筋脉攣急合面卧閉目口中和、

內因痰火陽痓身强直搐搦動摇不厥逆痰壅不醒仰面卧開目口中燥、

瘈瘲諸証辨

瘈病身强直而瘈瘲、 癇罕平聲病眩仆而瘈瘲、

破傷風病筋攣急而瘈瘲是也 暑風病汗大出而瘈瘲

鶴膝風筋攣脚氣三証辨

鶴膝風兩膝腫大而痛足脛枯細、 筋攣手足拘曲而不伸、

脚氣脚脛頭麻腫痛、亦有不腫、但痛、

眩暈鬱冒昏冒三証辨

眩暈、是目黑而頭旋猶知人、但不欲開目、視物皆黑者爲眩轉者爲暈、

鬱冒、是一時火鬱于上、不知人、

昏冒是風中藏猝仆昏迷、不知人、

癲狂癇譫妄四証辨

癲者神識不淸、語言顚倒、俗指爲痰迷心孔者是、

狂者猖狂剛暴、語不經見、俗爲著神、

癇者猝仆不醒、口作畜聲、俗曰羊顚風猪嫌病、

譫妄妄言妄見、俗曰心風、

譫妄譫語辨

譫妄語不經見言鬼言神，久而不已，有曰中于惡氣，譫語狂言妄語，邪熱內入陽明，心熱神亂，傷寒病及風邪入于血室者有之。

驚恐二証辨

驚者外有所觸而心因動惕不安。恐者外無所觸而心常恐懼，不能獨宿獨處。

汗辨

風暑病自汗，寒濕病無汗。表虛有汗，表實無汗。內熱蒸而多汗，內虛燥而少汗。心之陽虛，自汗發厥；腎之陰虛，盜汗發熱。

發汗自汗盜汗辨

發汗者以汗藥發其汗　自汗者不用發汗而自然出汗

盜汗者睡熟汗出醒而斂收　自汗者不分寤寐而皆汗出

頭汗手足汗辨

頭汗者劑頸而還下却無汗

手足汗者手足偏多餘無汗

寐瞑臥安四証辨

不寐夜常長寤也陰虛淸淸不寐痰擾神昏不寐

不瞑夜目不閉也衛氣不入于陰目不瞑陽邪入于陰煩躁不得瞑汗下後虛煩不得瞑

不得卧、身不得仆也、水氣卧則喘、喘故不得卧、

卧不安、反側不得安卧也、邪熱在陽明

多卧嗜卧但欲寐三証辨

多卧、早夜皆卧也、衛氣久留于隂、故多瞑、

嗜卧、身怠惰也、濕勝嗜卧、陽虚嗜卧、

但欲寐、不能寤也、寒中少隂、隂氣勝、故但欲寐、

消渴口渴嗌乾辨

消渴、渴而欲飲、飲多而渴不解、　口渴欲飲、飲則解

嗌乾、不欲飲、飲不解、

强中筋疝辨

强中之狀，玉莖不痿，精流不住，
筋疝之狀，玉莖腫脹，挺長不收，精自出，

傷寒下痢常病泄瀉諸証辨

傷寒下利，有合病，表不解而下利　有太陰，陽病腹滿吐而自利，陰病腹痛自利益甚，溺清白　有少陰陽病，自利純清水，心下急痛，口燥渴，陰病心煩，自利而渴，小便白　有厥陰陽病，下利，膿血下重，陰病下利，厥逆而惡寒，
常病泄瀉，有濡泄，濕 鶩泄，寒 溏泄，熱 飧泄，風 滑泄，虛 大瘕泄，實 有脾泄，脾積 腎泄，關門不固 等証，

泄痢辨

泄瀉者大便注下水穀一並向後出也 有腹滿腹痛腸鳴食下則泄之証所下有泡水黃赤汁白物完穀不化之異不裡急後重與痢別 但有大瘕泄亦裡急後重如痢狀却無膿血稠粘之症

痢卽滯下經名腸澼其狀大便頻利腹痛裡急後重逼迫惱人所下或赤或白或膿血稠粘或腸垢或清水或如豆汁之不仝

大便燥大便難大便實大便秘辨

大便燥因汗多亾津液大腸枯燥此當潤下之証

大便難下直腸乾結而難出此當外導之証

大便實按之腸內堅實而不得下此當攻下之証

大便秘，日多閉塞而不行，此當與大攻大下之証

癃淋辨

癃，少腹滿，小便秘而不痛　淋，小便淋瀝，莖中痛

癃閉關格辨

癃閉，但小水不通而上不吐逆

關格，是小水不通，而上且吐逆

溺秘轉脬辨

溺秘，小便不通，小腹滿急，不痛，痛爲脬痺。

轉脬，脬系反戾，小便不得通，少腹痛

小便秘，小便少，小便難，小便淋瀝辨

小便秘、小水全不出、少腹滿、膀光燥

小便少、小水出而不多、津液少

小便難、小水點滴而難出、莖中却不痛

小便淋瀝、小水點滴而淋瀝、或痛

膏淋白濁辨

膏淋、敗精凝結而爲痛、溺竅塞、出不快、故痛

白濁、敗精流溢而不痛、腎氣虚脱、故不痛

氣淋胞痺辨

氣淋、濁有餘瀝、少腹滿而痛、臍下妨悶

胞痺、小便不通、少腹滿而痛、又名膀光氣

小便不禁遺溺辨

小便不禁、日夜溺自出、不能固禁　遺溺夜卧遺溺、日能自禁、

夢遺漏精辨

夢遺是夢與鬼交而遺、因而驚覺

漏精是夜不夢與鬼交而精自出、覺乃知

白濁小水渾濁辨

白濁因小便出、如膏脂、或常自流溢　小水濁渾、小便出泔水

囊縮辨

傷寒、舌捲囊縮、急煩滿、大便實、爲陽熱、不渴、二便利、爲陰寒

常病囊縮入腹內、爲肝厥

寒疝木腎辨

寒疝，陰囊冷結，如石而痛。　木腎，囊鞭頑痺而不痛。

水疝㿉疝辨

水疝，陰囊腫如水晶，痒，流水，少腹按之作聲。

㿉疝，陰囊腫大，不痛不痒。

衝疝奔豚辨

衝疝，下氣上逆，衝心痛，無形塊。　奔豚，下氣上逆，痛，有形塊。

厥疝寒疝辨

厥疝，囊冷而不堅結，腹中冷痛。　寒疝，囊結如石，控睪丸痛。

內障外障青盲辨

外障由醫膜遮睛障在外、　內障睛內隱隱有雲氣遮掩障在內
青盲無內外障瞳神如故只自不見是元府抑遏不能發此靈明

目昏目暗目眩辨

目昏是視物不明如在雲霧中行或如隔縑絹也視物、
目暗是𥆨𥆨無所見神水變色、
目眩是目睛掉眩一時眼黑不見物、

耳聾耳閉辨

耳聾耳不鳴只不能聽是腎氣不上通于耳
耳閉耳中鳴或痒或氣滿不能聽是外聲不得入

鼻鼽求塞也鼻淵腦漏辨

鼻鼽、鼻流清涕，由寒傷腦　鼻淵、鼻流濁涕不已，由風傷腦

腦漏、鼻流下如魚腦狀，由胃中濕熱上蒸傷腦

鼻流白涕黃水辨

頭風腦痛鼻流白涕　虫蝕、腦痛鼻流黃臭水

牙齒出膿血四証辨

䘌齒、牙齦虫蛀痛、腐爛出膿汁　齲齒、處腐也齒黑爛、出膿血

齒挺出、肉消出膿汁　牙宣、牙齒宣露、出膿血

重舌木舌辨

舌腫而脹如兩舌爲重舌、　舌腫而強硬爲木舌

舌胎辨

外傷病，邪熱傳半裡，在胸，舌胎白，下陽明，入裡則舌黃，熱盛，則轉黑生芒刺而焦枯　內傷，脾熱舌白而滑，脾閉舌白如雪

喉痺喉閉咽腫咽嗌痛辨

喉痺，喉中痛且麻且痒而腫透于外，又名纏喉風

喉閉，喉痛而瘖，呼吸不通，語言不出

咽腫，咽門腫痛，一邊腫名乳蛾，兩邊腫名雙蛾，飲食難入

咽嗌痛，內痛而外不腫，嚥唾與食皆痛

咽痛喉瘡辨

咽痛，咽中痛，傷寒少陰病，陽熱咽痛，而心煩滿，陰寒咽痛而厥逆下利，虛勞陰火遊行咽痛而瘡

咽瘡喉内生瘡痛，傷寒虚勞皆有之，傷寒爲實熱，虚勞爲虚火

經水淋瀝崩漏辨

經水淋瀝經行數日不斷

漏下少婦經水一月數行

崩中老婦經斷復下不止

錯經妄行血溢辨

錯經者，當經時而血上出于口，爲錯經妄行

血溢者，不當經期而血上出于口，爲血上溢

帶下症辨

帶下，所下白液滛滛，是帶脉之精液下流

帶下所下汚穢如紅津爛瓜之類是胃中濕熱下流非帶液

産後鬱冐眩暈辨

鬱冐是惡露挾火上衝令神昏不知人

眩暈是痰挾火上行令頭旋目黑自能知人

腸覃疝瘕辨

腸覃冷氣結積在小腸之外按之則堅推之不移月事以時下

疝瘕冷氣結于少腹突熱而痛

石瘕宓瘕辨

石瘕寒客子門衃血留止而成狀如懷子月事不以時下

宓瘕內居大腸之處按之不得

虚勞三証辨

血勞夜分潮熱欬嗽盜汗或咯唾血經水斷絶

血風勞寒熱自汗惡風或欬嗽痰血也

蓐勞産後虚乏少氣欬嗽潮熱或寒熱已成勞

鬱風血三痛辨

鬱氣痛其狀胸膈滿悶氣不得升降痛在氣分

血氣痛經行腹内痛産後少腹痛痛在血分

血風痛發寒熱惡風自汗經産時得之痛在筋骨肌肉不已則成勞

寒熱如瘧二証辨

風入血室，寒熱譫語，經產時得之

思慾不遂，寒熱面赤，心忡，脉弦出魚際

血分水分辨

經閉而後身胕腫，曰血分　身胕腫而後經閉，曰水分

經閉妊娠辨

經閉，三月兩月不通，實者胸腹滿悶，或惡心多痰，或消穀善饑，虛者煩熱肌燥倦怠，脉右尺數，或微，左關沉濇，或弦數，此爲經閉

妊娠經斷三兩月，飲食形容如故，而無病，或惡心嘔逆，阻其飲食，或腹內有形而動，脉太衝盛而氣虛，或少陰脉應手而動，或尺脉滑疾，按之散，此爲有孕

漏胎行經辨

漏胎經斷兩三月、飲食形容如故、尺脉有力、或惡心阻食、腹內有形迹、忽然下血、或淋瀝、或暴多、此爲漏胎

行經經斷兩三月而復行、腹痛、內無形迹、脉多弦、或數、或濇、此爲行經

聊復集辨症卷之二終

醫階辨藥序

李士材云用藥之難非順用之難逆用之難也非逆用之難而與病情恰當爲難也徐之才曰用藥有補泄宣通潤燥滑濇輕重湯丸十劑是藥大體不可不辨其藥之所適宜也卽白茯苓如參朮之屬也赤茯苓如豬澤之屬也茯神如菖遠之屬也茯苓皮如腹皮之屬也茯神木如木瓜之屬也似此一種而用有五屬其他同是補瀉之品而各用有別醫者不可不明也然用藥之忌在乎欲速欲速則寒熱溫凉行散補瀉未能過當功未獲奏害已隨之夫藥無次序如兵無紀律雖有勇將適以勇而僨事又如理絲緩則可淸其緒急則愈堅其結矣予不避寒暑纂定

斯卷不敢私秘故輯入集名曰醫階辨藥以公後之學者

附用藥等分之旨

凡云用藥之等分者多寡相等也

云方寸匕者（匕者匙也）匙挑藥末不落爲度正方一寸也

刀圭者寸匕十之一也

一錢匕匕大如錢五匕者將五銖錢取藥僅當五字不落

葢一錢之半又云一字是也

一撮者四刀圭也

有云一字是二分半也

醫階辨藥

芝圃　國瑞

太醫新安燕亭氏汪必昌纂定　男履吉汪國祥仝較

俊名　國英

補劑

人参　黃芪　熟甘草

同是補陽氣品有辨　熟人参之甘溫補中氣以益元氣氣旺則生血熟用甘補脾氣溫補胃氣益土以生金中虛而無火者宜熟用　生人參味甘補陽微苦補陰涼薄之性能瀉火其功益氣而生血氣虛而有火者宜生用　熟黃芪之甘溫補元氣

益三焦之氣入補血藥亦能補血而去血脫甘溫入脾肺補中氣通行三焦以治陽虛爲病　生用味甘微溫益肺氣實腠理以去表分之虛熱大抵參補裏之力勝芪補表之功多所以有異　熟甘草之甘溫佐白朮以益脾氣佐人參以益中氣佐黃芪以益元氣而不可以爲主入脾胃能補陽氣理中焦利血脉同表又能發散　生用甘平能解毒緩急瀉心和百藥但多使則資壅中滿上氣病勿用　合三品同用可回陽氣于垂危救亡血于將脫

白朮　蒼朮

同是燥脾之品有辨　白朮甘苦溫蒼朮苦辛溫而性燥並能

燥濕强脾胃治濕痰留飲　白朮又能振勞倦生津液利腰臍間血脾損而病宜用白　蒼朮又能開鬱氣行斂濇散表濕治痰血作窠囊濕鬱而病宜用蒼

山藥　白茯苓

同是理脾胃品有辨　山藥甘微温入脾補脾氣其功在固白茯苓甘淡滲入脾滲脾濕以補脾其功在滲

白茯苓　赤茯苓　茯神　茯神木

同是一種而分用之有辨　白茯苓甘而淡色白主補上能降金氣以生水液下能伐腎邪以定心氣中能滲脾濕以强脾土補益藥也　赤茯苓色赤主瀉降金氣利膀胱專以滲洩爲能

茯神抱木而生入心開心益智亦能滲洩　茯苓皮外能開腠理內能滲津液有治水之功　茯神木甘緩能舒筋之急五物種同而屬不同白茯苓參朮之屬也赤茯苓豬澤之屬也茯神菖遠之屬也茯苓皮腹皮之屬也神朮木瓜之屬也

苡仁　倉米　糯穀芽

同是益脾胃品有辨　苡仁甘平其功能伐肝而理脾補土以生金以治肝強脾弱肺損爲病　白扁豆甘溫入肺化清降濁溫中除濕以治濕淫暑淫爲病　倉米酸鹹而溫其質冲和淡滲利小便以去濕熱故能培養胃氣胃虛嘔吐者用之以安胃胃憊惡食臭者用之以養胃氣虛身熱者用之以退熱寒凉藥

中用之以保胃其功最著　糯穀芽甘溫能強脾快胃進食脾虛食傷者又用之以消導　四品皆穀屬質之平良者也非多使之不可以求功

蓮肉　大棗　紅棗　龍眼肉

同是滋脾胃之品有辨　蓮肉甘溫而濇入脾補虛損厚腸胃止滑泄其功在固脾氣　大棗甘溫補中益氣脾病用之其功在通營氣　紅棗肉甘溫丸子用以成劑溫脾止泄其功在固脾氣　龍眼肉甘酸而溫能使心血歸脾補虛長智功滋脾血

萎蕤（玉竹）　黃精

同是補中之品有辨　萎蕤黃精氣味甘平皆能補益氣服食

家用之其力薄其效微萎蕤古人但用之以治風温黄精之用
在明目人顧忽之

白豆蔻仁　肉豆蔻

同是温脾胃之品有辨　白豆蔻辛熱温脾暖胃而寬中進食
肉蔻辛熱温脾暖胃而固腸住泄

沙参　人参　黄芪

同是補肺氣品有辨　沙参甘淡而凉其體輕浮專補肺氣而
泄火金受火克者用之然但補肺而不及脾且其力微故不得
與参芪全功

五味　麥冬

同是益肺氣之品有辨肺主氣肺舒則氣散　五味子之酸能斂之斂則氣生金畏火肺有火則食氣　麥冬之甘寒能清之火清則金安更得人參補元氣脉絶者生之是以有生脉之名

白豆蔻　百部

同是温肺之品有辨　白蔻之辛熱入肺而理元氣散冷氣　百部之苦温入肺下逆氣去寒氣

山藥即薯蕷　百合

同是益氣之品有辨　山藥味甘而小温入肺益元氣下通于腎以固精氣入脾補虛羸上入于心以安魂魄　百合甘平入肺益肺氣潤肺燥微苦入心安心神定胆魄以治兩家之病

山藥以純補爲功百合旣能潤肺去欬又能治傷寒百合病

遠智　菖蒲

同是益心氣有辨　遠智苦温入心通心氣强心之志　菖蒲苦温入心益心氣通心之塞

栢子仁　乾地黄

同是滋心液品有辨　栢子仁氣清香養心生液聰耳明目定驚悸　乾地黄入心平心之火滋心之血血生于心藏于肝補肝者亦用之

茯神　棗仁　白龍骨　硃砂

同是安心神之品有辨　茯神抱木而生其氣静而守故用以

安心神　棗仁味酸平能益肝膽之氣心虛用以補其母使心神定而安眠　龍骨體重而能鎮浮　硃砂甘寒色赤入心清心家浮動之火以安心之神　四物所主治者皆驚悸健忘心損之病

當歸　芎藭

同是血中之氣藥有辨　當歸味辛甘而氣溫辛溫入肝而滋血甘溫入脾而和血以補陰血之不足分而用之頭身尾各別有辨身則養血血不足者用之頭則破瘀血血妄行者用之尾則行滯血血之閉塞者用之　芎藭辛溫浮升能行血中之氣上下行以助當歸生血川南各別有辨川產辛溫同白芷大能

去頭痛以其氣清而能上入腦去腦虛散風冷　南產苦辛同
蒼朮大能開鬱行氣以其氣散能通三焦越鞠鬱也　歸芎合
用則去瘀生新以治婦人血病

白芍　赤芍

同是一種而色異有辨酸寒入肝脾血分　色白主補滋脾陰
潤肝燥斂津液固腠理陰虛血少宜白　色赤主泄清脾火利
肝血行小便通經閉血熱妄溢宜赤

熟地黃　乾地黃　生地黃

同是一種而生乾熟用之有辨　熟甘微苦溫入腎滋真陰補
腎中真氣及精血之不足肝虛用之補其母也　乾則甘平入

心安血退火　生則甘苦寒解諸熱平諸血出　三物有寒溫之異故有瀉補之分

天麻　菊花

同是補風虛藥有辨　天麻辛溫入肝補風虛治一切肝風虛病　菊花苦甘稟金水之氣而勝木火補肝胆之不足治頭目遊風諸病

夏枯草　茺蔚子

同是補肝行鬱品有辨　夏枯草辛苦而寒稟純陽之氣入肝補肝血緩肝氣治目病瘰病　茺蔚子辛溫入肝補肝調氣血治胎病産病

細辛葉　酸棗仁

同是補胆氣藥有辨　細辛大辛而溫入肝胆補胆氣之不足治胆虛驚癇病　棗仁甘酸平入肝胆益肝胆之氣治胆虛不眠煩渴虛汗病

杜仲　牛膝　狗脊　加皮

同是强筋骨補肝腎藥有辨　杜仲辛溫入肝腎潤燥强筋骨　牛膝甘酸平入肝腎補血强筋骨　狗脊苦辛溫入肝腎補風虛續筋健腰膝　加皮入肝腎益精氣堅筋骨　四品同用之以補腰膝不足爲病

菟絲子　枸杞子　蒺藜子　覆盆子　楮實　女貞子

同是補肝腎明目藥有辨　菟絲甘平强陰秘氣　枸杞甘平生精益氣　蒺藜甘溫暖水秘精　覆盆甘辛熱强陰健陽　楮實甘寒補精益氣　女貞苦溫强陰益精　皆能入肝腎補肝腎而目明瞳神昏昧精血不足者皆宜用之

何首烏　旱蓮草

同是補肝腎烏髭髮藥有辨　首烏苦堅腎溫益肝養血固精健筋骨烏髭髮　旱蓮草甘酸平酸入肝其汁黑入腎補腎陰揩牙固齒烏鬚髮

龜板　鱉甲　燕窩甘淡平　化痰止嗽補而能清大養肺陰

同是補陰氣藥有辨　龜板性屬至陰入腎血分而補腎陰

鱉甲色青入肝而補肝血　病從腎陰不足而得者龜板主之
病從肝陰不足而得者鱉甲主之病由肺虛下不能清肅行者燕窩主之

蛤蚧　五味子

同是交補金水二藏藥有辨　蛤蚧鹹平　五味子酸鹹溫並能上補肺氣定喘止嗽下益腎氣強陰益精其功多全蛤蚧又專能舉陽痿五味又能治夢遺此是各擅其長

沉香　遠智

同是交心腎而補之之藥有辨　沉香苦辛而溫降心氣以下通于腎補腎氣之不足而益其精治氣逆喘息　遠智苦溫升腎氣以上通于心補心氣之不足而強其志治健忘驚悸

蓮肉　芡實　石斛

同是交補脾腎藥有辨　蓮肉甘濇厚腸胃固精氣　芡實甘平開胃實精氣　石斛甘平去脾胃之虛熱而補虛羸益陰腎之精水而强筋骨皆良品也　但皆甘平力微非久服不可

紫河車　人乳

同是以人補人品有辨　紫河車本人之精血所生用以補先天之不足胃小肉弱者宜之　人乳本人之氣血所化故能補心氣之不足肉瘠髓虛者宜之

黑参　知母　黃檗

同是壯水伏火藥有辨　黑参苦寒入腎峻補眞陰病發于無

根之火者宜之　知母之辛入腎而潤腎病發于腎燥者宜之
黄栢之苦入腎而堅腎病發于精脫者宜之　三物皆性寒入
腎而生寒水水旺則火伏故能壯水以伏火治一切陰火爲病

磁石　牡蠣

同是益腎水藥有辨　磁石酸温色黑入腎塡精水而聰耳明
目　牡蠣鹹寒入腎壯水去虛熱汗渴

熟地黄　肉蓯蓉

同是腎家陰陽兩補藥有辨　熟地甘濡入腎補精髓溫益腎
氣滋陰而不寒故爲補腎之君藥　肉蓯蓉溫熱入腎壯元陽
甘益精血補陽而不燥亦是補腎之良品

瑣陽　巴戟天

同是補陰腎藥有辨　瑣陽甘溫而濡補陰氣益精血養筋潤燥　巴戟苦辛溫强陰氣益精血强志定悸並爲腎家溫滋之品

鹿茸　角膠

同是滋補精血藥有辨　茸與膠甘溫皆能大補精血治房勞虛損其功同　但茸骨屬迅長而成尤爲峻補用治筋骨痿弱

桑寄生　骨碎補　白頭翁

同是苦堅腎藥有辨　桑寄生之苦堅腎助筋骨固牙齒　骨碎補之苦堅腎續筋骨止遺洩　白頭翁之苦堅腎固血脫止久痢

山茱萸　山藥

同是固精氣藥有辨　山茱萸酸溫入腎補精氣暖腰膝　山藥甘溫通腎固精氣退虛熱

補骨脂　益智仁

同是補君相二火藥有辨　補骨脂苦辛大溫　益智仁味辛氣熱皆能交補二火固元陽凡下焦虛寒而有脫者皆得治之　補骨脂之功在交通二火　益智之功在交補二火火旺則土強故又爲溫脾胃之用

肉桂　附子

同是溫補命門藥有辨　肉桂辛熱純陽氣厚下行補命門之

不足益火消陰治一切虛冷病　附子大辛大熱氣厚味薄大補陽氣其性走而不守得肉桂引之歸命門則大補元陽其性燥暴非腎氣衰憊勿用

石鍾乳　陽起石

同是壯元陽藥有辨　石乳甘溫壯元氣益陽事大補勞傷起石酸溫補命門除下焦之虛寒二物之性慓悍不可輕用

沉香　淫羊藿　胡蘆巴

同是補命門藥有辨　沉香辛溫能升性沉能降以治上熱下冷補命門之不足　淫羊藿甘溫氣香入三焦命門益精氣補命門之不足治陽痿絕傷諸勞氣　胡蘆巴辛熱補元藏虛冷

治少腹有形諸病

大茴　小茴

同是和陽藥有辨　大茴性熱能補命門不足暖丹田發腎邪
小茴辛温但能理氣開胃無補陽之功也

鹿肉　羊肉　牛肉

同是以味補有形之品有辨　鹿肉甘熱補腎强精大益男子
羊肉苦甘性熱補虛羸除下元虛冷大益婦人　黃牛肉甘
温安中益脾胃用熬汁倒倉借補爲泄以治胃中停痰積血

論曰補可以去弱弱虛弱也味之甘氣之温者能補參芪之
屬是也　味之甘者能補苡仁山藥之屬　氣之温熱者能

補鹿茸肉蓯蓉之屬　味甘性濇者能補蓮肉芡實之屬　味辛性熱者能補益智骨脂之屬　味辛性温者能補芎歸之屬　味酸性温者能補五味山萸之屬　味苦性温者能補巴戟遠智之屬　氣之純陰者能補龜版鱉甲之屬　性之純陽者能補鹿茸鹿膠之屬　故夫滋陰益陽强筋骨長肌肉益精氣定神志之品皆補劑也

泄劑

黃連　連翹　生地　鬱金

同是泄心實藥有辨　黃連苦入心寒勝熱以泄丙丁之火治

陽强躁熱狂熱發熱煩熱諸病　連翹苦辛凉入心及包絡泄結熱下通小腸以治熱結熱壅諸病　此二品治在氣分　生地甘苦而寒入心小腸泄丙丁之火解諸熱之爲血病　欝金苦辛寒入心及包絡凉二經之血以治血溢諸病　此二品治在血分　心爲火有餘則爲病治之或清氣或凉血分别用之

甘草　硃砂　楝子肉

同是瀉心火藥有辨　甘草甘平入心泄火緩心急　硃砂甘凉入心鎮心浮　楝肉苦寒導丙丁之火下行以去熱　心苦急以甘緩之心氣浮以重鎮之心熱壅以苦下之

茅根　苧根　大青　蕤仁

同是瀉心藥有辨　茅根甘凉瀉心伏熱下通膀胱以利小便治暑治渴治血　苧根甘寒滑瀉心膈之熱下通小腸以行小便治熱結爲病　大靑苦寒解心胃熱毒之發爲斑病　甤仁甘寒解心腹邪熱結氣之爲目病　手少陰太陽之經主血故熱則傷血此皆爲淸血藥也

竹葉　竹茹

同是淸心肺藥有辨　竹葉苦辛寒辛能散上焦之邪熱苦能降上衝之逆氣　竹茹甘苦微寒苦寒能降肺氣之上逆甘寒能除血脈之流溢肺爲火傷下氣上逆以此治之

片黃芩　麥冬

同是瀉肺熱藥有辨　片芩苦寒中空上行入肺瀉邪熱降痰火治風熱爲病　麥冬甘微苦微寒入肺瀉肺中伏火爲病邪熱傷肺則用苦寒以治實陰火乘肺則用甘寒以治虛

桑白皮　枇杷葉

同是利肺降火藥有辨　桑皮辛寒泄肺火火降則痰消而血止　枇杷葉苦寒下肺氣氣下則火降而痰消　所治皆在嘔欬痰血之病　肺主氣火乘金氣爲病以此分治之

桔梗　馬兜鈴　射干

同是淸肺利氣藥有辨　桔梗苦辛凉入肺淸利肺氣治咽喉口舌面目諸病　馬兜鈴苦辛寒淸肺熱降肺氣入肺治欬逆

喘急爲病　射干苦微寒入肺清利肺氣治咽喉痰火鬱結病

胡黃連　條黃芩

同是泄肝胆藥有辨　胡黃連條黃芩皆以色黃黑入肝胆味苦氣寒能瀉火熱其義同也　但連治在血分芩治在氣分總以養陰退陽爲功

柴胡　黃芩

同是平肝胆風熱藥有辨　柴胡苦辛而平能升能降能散以平肝胆三焦包絡之相火治一切風熱病　黃芩苦寒色黃黑入肝胆合柴胡用之治一切外來寒熱病

龍胆草　青蒿　青黛　蘆薈

同是瀉肝胆藥有辨　胆草苦寒、純陰、入肝、以益胆肝之氣而瀉其火、下行治脚病、上行治目病　青蒿苦寒、得少陽之青氣入肝胆、治風火鬱之病　靑黛鹹寒、色青入肝、瀉肝、散五藏之鬱火、治火鬱之爲血病　蘆薈苦寒、色青入肝、瀉熱、治風熱爲病　肝爲風木、氣有餘則爲風熱病、諸藥以苦寒瀉之

羚羊角　青魚膽　夜明砂

同是淸肝明目藥有辨　羚羊角、苦鹹寒、色青入肝、而平肝之火、所治皆肝胆風熱病　青魚胆、鯉魚胆、苦寒、補肝膏、瀉肝火、取汁點目、去風火爲病　夜明沙、辛寒、氣臊、入肝、瀉血脉、治眼目瞖瘴諸病　肝竅于目、火爲目病、故皆以寒治之

草决明　靑葙子　石决明

同是瀉熱治目藥有辨　草决明甘寒入肝泄熱治風眼而明目　靑葙子苦寒入肝泄熱治熱眼而去障　石决明鹹寒入肝肺去風瀉熱治目痛而去翳　三者以决明爲名專主治目

射干　鈎藤

同是降肝火藥有辨　射干苦寒入厥陰降火行痰而結核欬逆咽痛之病平　鈎藤苦平入厥陰降火袪風而眩暈驚癇之病除

槐子　槐花

同是治風熱藥有辨　槐子苦酸鹹寒　槐花苦凉並入陽明

厥陰，祛風泄熱，而殺虫，治下竅出血，其功多全，但槐子性過于寒，若病不甚，止用槐花

石斛　赤芍

同是治中焦虛熱，藥有辨　石斛甘平，色黄，入脾，去中焦氣分之虛熱　赤芍酸寒，以木乘土，去中焦血分之虛熱

茵陳蒿　白蘚皮　土茯苓

同是瀉脾胃風濕熱，藥有辨　茵陳蒿苦涼，入脾，利小便，去風濕寒熱邪氣之為病　白蘚皮苦寒，入脾胃，治濕熱之為肌肉病　土茯苓甘淡，入脾胃，治風濕之為筋骨肉病

石羔　黄芩

同是瀉胃火藥有辨　石膏辛寒，體重而降，入胃，大瀉熱，治陽明一切熱實病　黃芩苦寒，微甘，入胃，瀉濕熱，治中焦濕熱病　黃芩之苦能燥熱，從濕生者宜之，石羔之辛能散熱，從外入者宜之

烏犀角　黃連　忍冬

同是陽明解毒藥有辨　犀角苦酸鹹，而寒，入胃，解諸毒，治蓄血驚狂諸病　連苦寒，土炒，入陽明，瀉傷寒溫熱瘟疫諸熱毒　忍冬甘涼，入胃，瀉胎毒瘡毒，一切風濕熱毒

蘆根　葦莖

同是瀉胃熱藥有辨　蘆根甘益胃，涼泄火，以瀉胃中之熱，而

治反胃消渴肺痿諸病　葦莖甘益胃寒泄火以清胃中之熱而治肺癰嘔逆諸病功用多同

熟大黃　元明粉

同是大瀉胃中實熱藥有辨　大黃沉陰其性快下以酒數製之則其性緩而不下可用以泄上中二焦之實熱　元明粉鹹甘寒以甘草和之瀉而不大下可用之以瀉腸胃之實熱

六一泥　井底泥　螺螄泥

同是瀉火熱藥有辨　六一泥酸能收寒去熱以治囊腫熱痳井底泥陰寒自外用之可治熱病火瘡　螺螄泥性凉去胃中之火逆治噎膈反胃

牡丹皮　地骨皮

同是瀉陰火藥有辨　丹皮苦辛氣寒入包絡腎之血分去血中伏火治無汗之骨蒸血溢爲病　骨皮甘淡而寒入諸陰經去虛火伏熱治有汗之骨蒸解肌熱凉血益陰氣　二物皆以益陰而瀉陽爲功泄而能補

浮小麥　麥麩皮

同是瀉陰火除汗藥有辨　浮麥麥麩甘鹹寒皆能除熱止汗而治骨蒸虛勞　二物性寒汗之因熱而蒸出者用之冷汗勿用

童溲　秋石

同是滋水降火藥有辨　溺鹹溫入肺下膀胱引火下行消瘀

破瘀而勞嗽以安　秋石鹹温生水伏火化痰降熱而骨蒸以寧皆能明目滋潤三焦妙藥　但溺必以清白者秋石必陰煉者方可用之

防巳　椒目　旋覆花

同是瀉膀胱行水濕藥有辨　防巳大苦寒行下焦泄血中之風濕熱通滯塞爲治風水之要藥　椒目苦辛寒其性下行滲道下水燥濕爲蠲飲除喘之捷藥　旋覆花苦辛鹹微温入肺大腸下氣散風行水去痰飲治胸膈痞滿　防巳治下　椒目治上　旋覆花上下並治

硼沙　冰片

同是散浮火藥有辨　硼砂甘鹹而涼入心肺去胸膈上之痰熱　氷片氣辛香入心肺散上焦鬱火而達諸竅治驚熱諸病

知母　天冬

同是壯腎水以淸肺金藥有辨　知母苦寒壯水伏火使肺金淸肅而安　天冬苦寒上淸水源下伏陰火使肺金淸寧痰血以除

沉香　檳榔　枳實　訶肉

同是降逆氣藥有辨　沉香性沉降逆氣下于項刻治上氣喘急　檳榔性沉降胸中之氣至于下極治逆衝裡急　枳實苦寒沉陰降氣如推墻倒壁治結胸上氣　訶肉苦泄氣治肺氣

上逆　逆上氣宜沉香　壅氣宜檳榔　痰氣宜枳實　結氣宜訶肉

枳實　枳殼　橘紅　青皮

同是破氣藥有辨　枳實枳殼苦酸長于利氣泄痰消食破積而枳實治中其力峻枳殼治上其力緩　青皮陳皮苦辛長于順氣導痰通滯而青皮入肝胆其力重陳皮入脾胃其力輕皆爲破氣物氣虚人勿輕用橘皮留白則和脾胃去白則順氣快膈又分用之

百部　杏仁

同是理氣定嗽藥有辨　百部苦温利氣温肺欬嗽上氣而屬

寒者宜之　杏仁苦溫降氣利肺咳嗽喘急屬風者宜之

前胡　白前　枇杷葉　柹蒂

同是理氣定嗽藥有辨　前胡辛甘微平入脾胃長于下氣氣下則火降而痰亦降　白前辛甘微寒入肺長于降氣氣降則火亦降而痰消　枇杷葉苦涼入肺下氣氣下則火降而痰消也　柹蒂苦溫降逆氣通治厥氣上逆爲病　其氣味有苦辛寒溫之不同用者審之

桔梗　枳殼

同是開膈氣藥有辨　桔梗苦能降辛能升入肺清利肺氣行胸膈滯氣治肺壅咽喉不利諸病　枳殼苦酸寒長于利氣能

使逆者順而塞者通故並用爲開胸膈之主藥

橘核　荔枝核

同是治氣結藥有辨　橘核苦平入厥陰破結氣　荔核甘溫入厥陰破結氣　並治睾丸腫癀疝血氣之結痛

蒲公英　橘葉

同是破結藥有辨　蒲公英甘平入脾胃化熱毒散滯氣消惡腫　橘葉苦平入肝散滯氣治癀疝在下病

針砂　鉄落

同是平肝藥有辨　針砂金屬金能克木用以平肝氣治黃疸積聚土傷諸病　鉄落金屬金能制木用以平肝火治善怒發

狂諸病

莪术　桂心　生地　赤芍

同是破瘀血藥有辨　莪术辛温入肝破瘀血通經閉　桂心苦辛熱入心破瘀血通經閉二者皆治血之因寒而瘀者　生地甘寒入心小腸解熱消瘀　赤芍酸寒入肝利經通閉二者皆治血之因熱而瘀者也

續斷　大薊　菴藺子　小薊

同是破血藥有辨　續斷辛温宣通血脉破瘀血續筋消腫治損傷出血及婦人血病　大小薊甘苦温皆能破宿血而止血治上下出血　菴藺子辛苦温破瘀血治骨節腰脇瘀血作痛

乾漆　生牛漆　鱉甲

同是破血瘕藥有辨　于膝苦辛有毒入肝消瘀積之爲瘕

生牛膝辛甘酸平入肝破瘀血而散痛消瘕　鱉甲鹹平入肝

消痃瘕

桃仁　紅花

同是行氣血藥有辨　桃仁苦平入肝行諸血之留畜　紅花

辛苦温入肝行經血之不利

韭汁　紅麴　蘇方木　血竭

同是消蓄血藥有辨　韭菜生取汁味辛散留血治經脉逆行

出血瘀蓄作痛　紅麴甘温色赤入脾胃血分行滯血治痢血

及婦人惡露不盡　蘇方木、鹹平、入肝、破瘀血、散血分之風、治産後中風、惡露不行爲病。血竭鹹平、入肝及包絡、破瘀血、治諸損傷惡露留痛

乳香　没藥　延索　姜黄　五靈脂

同是治血痛藥、有辨　乳香辛香、入心、活血、伸筋定痛　没藥、苦平、入肝胆、散瘀而止痛、苦也　姜黄苦辛而温、入心肝、理血中之氣、治血風諸痛　延胡索苦温、入太陰厥陰、行血中之氣滯、氣中之血滯、治一切血氣痛　五靈脂甘温氣臊、入肝血分生用去瘀血而止痛、熟用安血而止痛、若上項韭汁、紅麴、血竭之屬、亦皆能止痛、有瘀血者用之

茜草　小薊　丹參

同是去瘀生新藥、有辨　茜草、酸鹹温、入厥陰、行血有滯則行、無滯則止治上下出血　小薊根苦温、破瘀血止出血　丹參甘平而降破留血補新血

卷栢　牛膝　蒲黃

同是一種而生熟用有辨　卷栢辛平、生用破血通經閉消血瘕、炙用止血治崩中腸風　牛膝、甘酸平、生用散瘀血治血瘕經閉淋溺血、炙用補新血治腰膝痿弱失溺　蒲黃生用破血消腫、炒黑用止血、治諸出血諸痛

半夏　南星　貝母　括蔞仁

同是治痰藥有辨　半夏辛而滑辛能散痰滑能利痰去痰氣上逆濕痰寒痰宜之　南星辛能散痰味麻麻能攻結以牛胆汁製之去痰氣壅塞風痰熱痰宜之　二物治痰之生于脾濕者　貝母辛苦而寒辛能潤燥苦寒泄火散心下之鬱結而治痰嗽其治腎之本痰　括蔞仁甘潤寒甘潤去燥甘寒泄火滌胸中之痰垢　二物治痰之生于肺火者　若脾濕而用貝母括蔞則濕滯而痰益甚若肺家火痰而用半夏南星則金燥而火益甚反致加劇

阿膠　海浮石

同是清肺潤痰藥有辨　阿膠以蛤粉炒入肺滋濡能潤肺使

痰消化而下行　海浮石性浮上入肺鹹寒能去熱使痰消化而下行其功等

瓦礱粉　蛤蜊　白螺殼

同是消痰結藥有辨　瓦楞子治痰飲之成積　蛤蜊粉鹹寒治痰飲之爲欬逆　白螺粉鹹寒治痰飲之結痛　三物之味皆醎醎能軟堅能潤下所以使痰消化而下徹也

竹瀝　荊瀝　生姜汁

同是行經絡痰飲藥有辨　竹瀝甘滑　荊瀝甘平皆能開經絡治皮裡膜外之痰涎　生姜汁辛温化痰涎合竹瀝用之則能入經絡而竹瀝得姜汁始能通行畏竹瀝之寒者易以荊瀝

梨汁　柿霜

同是清熱化痰藥有辨　梨汁甘酸寒清心潤肺以除風熱之生痰風病宜之　柿霜甘凉清心潤肺治燥熱生痰火病宜之

白殭蚕　白芥子　硼砂

同是散結痰藥有辨　白殭蚕得清化之氣以能除風治膈上汗濁之痰　白芥子辛温行氣治脇下及皮裡膜外之痰　硼砂甘鹹而凉質輕能散胸膈上焦之痰

牛黃　天竺黃

同是瀉心家風熱藥有辨　牛黃甘凉入心泄熱利痰　竺黃甘凉入心消風去熱凡風痰爲病皆得治之

白礬　輕粉

同是刼取痰涎藥有辨　白礬酸濇有毒使痰涎涌之而出輕粉燥烈有毒使痰涎自口齒而出奏効雖捷而藥則峻甚虛人勿用

葛花　葛根　金鈎子　酒麴　桑椹　白豆蔻　黃連　鷄肫皮

同是治酒毒藥有辨　葛花葛根之甘凉散酒之熱自肌表而出　金鈎子甘凉消酒毒自内而化　酒麴甘温下氣化酒毒自腸胃而去　桑椹甘凉解酒毒自小便而下　白豆蔻辛熱解酒毒而止嘔吐　黃連苦寒解酒毒止泄痢　雞肫皮收濇

治酒毒成積　酒毒濕熱也治酒病者消濕熱耳

干姜　蒼朮　旋覆花

同是治水飲藥有辨　干姜辛熱消水飲之寒　蒼朮辛溫燥水飲之濕　旋覆花苦以下之辛潤醎軟消除水飲之留結

山查　麥蘖　神麴

同是消食藥有辨　山查酸消肉食　麥芽醎消穀食潤腸　神麴行氣氣行而食消

神麴　白麴　紅麴

同是麴有辨　神麴辛甘溫生用發生氣且得爲心腎兩家之黃婆炒用消結氣行痰氣陳久用以爛腐化羶腥之肉食　白

麴甘温入大腸消酒食積　紅麴甘温色赤入血分行滯血下
水穀並入脾胃爲消導之藥　神麯白麯治在氣紅麯治在血

京三稜　蓬莪术

同是攻積藥有辨　京三稜苦平入脾破血中之氣治飲食之
成積　莪术辛温入肝破氣中之血治飲食之成積　稜治在
氣莪治在血

枳實　厚朴　半夏　蔔子　香附

同是治食滯藥有辨　食滯而胸中痞枳實主之　食滯而心
下滿厚朴主之　食滯而嘔噯半夏主之　食滯而下結蔔子
主之　食滯而抑鬱香附主之

草豆蔻　南木香　砂仁

同是行脾胃之氣消食藥有辨　草豆蔻辛熱開脾鬱而消食南木香辛香行脾滯而消食　砂仁辛溫調胃醒脾而消化水穀脾胃寒而食不消用之

大蒜　韭根

同是消食物有辨　蒜辛化肉食　韭根辛化宿食

白蒺藜　穀精草　夜明砂

同是消積藥有辨　白蒺藜辛溫入足少陰經宣通藏氣消癥積　穀精草辛溫入陽明經治風虫消疳積　夜明砂辛寒入厥陰經活血消瘧積　皆能逐風明目

使均 榧 椒紅 楝子 楝根皮 白蒺梨 紅藤
艾汁 梹榔 鶴虱 百部 榴皮 萎蕤 齒莧
蕪荑 蘆薈 藍汁 雷丸 杏仁 桃仁 苦參
槐子 雄黃 靈脂 韭汁 獺犴瓜 鰻魚骨

同是殺虫藥有辨 殺蚘虫則用椒紅 楝根皮 白蒺藜
紅藤 梹榔之屬 殺長虫則用楝子肉 殺寸白虫則用百
部榧子榴根皮 殺應聲虫則用雷丸藍汁 殺三尸虫則用
萎蕤 殺蟯虫則用鶴虱楝根皮 殺疳虫則用蕪荑蘆薈使
均子榧肉 殺蠱虫則用杏仁桃仁雄黃艾汁 殺瘵虫則用
獺犴獺爪鰻魚骨 虫痛則用五靈脂烏梅肉然皆可以通治

但專功者苦耳

論曰瀉可以去實實盛實也瀉以去之味之苦者能瀉厚朴枳實之屬味甘性寒能瀉茅根麥冬之屬味苦性寒能瀉芩連之屬味鹹性寒能瀉懸明粉青黛之屬味辛性寒能瀉石羔連翹之屬味酸性寒能瀉赤芍犀角之屬故夫降火清熱推氣破血導痰消食殺虫之藥皆瀉藥也

宣劑

麻黄　桂枝　羌活　防風　藁本

同是太陽經發散藥有辨　麻黄辛甘熱入太陽經大能發汗

以治傷寒、中風寒濕之惡寒無汗病、有汗不得用、虛躁人不得用　桂枝、辛甘溫、入太陽溫經通脉解肌發汗、如無汗、佐麻黃用、以調榮衛、有汗、合芍藥用、以固腠理、然其性溫陰虛血症者、不可用　羌活、辛散風苦燥熱溫勝寒、能透關利節、以除上下百節骨之痛、代麻黃治表之無汗　防風、辛甘溫、入太陽、佐羌活走頭項脊背痛、以發散風寒、如有汗、佐黃芪以去風、固腠理、並治一切表分風濕病　藁本、辛苦溫、入太陽、治頭巔腦之傷風寒濕、及霧露之清邪、中于上焦作痛

葛根　升麻　白芷　秦艽

同是陽明經發散藥、有辨　葛根、甘涼、入足陽明、解肌發汗、散

表邪鬱火酒毒、治額顱、鼻目、口齒、頰腮之爲病　升麻、苦甘平、入足陽明太陰、發散風寒、解肌膚間風熱、及胃中諸毒　白芷、辛温、入陽明太陰、發散風濕、治面目口齒爲病　秦艽、苦辛平、入陽明、散風熱、瀉濕熱、治發黃身痛、煩熱腸風、一切風濕病

北柴胡　銀柴胡

同是少陽經解表藥、實一種、產異、有辨　柴胡、苦甘而平、入少陽厥陰、散胸腹之邪熱、結氣、去半表裏之邪熱、肌膚間風熱　銀柴胡、苦甘涼、入少陽厥陰、平相火、解身熱、骨節間熱氣、治虛勞、復受邪氣爲熱　北產、善和表　銀產、善散火、少有不同

蒼朮　升麻

同是太陰經發散藥有辨　蒼朮、辛溫性燥、入足太陰、散風消濕、通行內外之斂濇、外解山嵐瘴氣　升麻、甘微苦、氣平、入足太陰、外解肌表間風熱、內解風濕熱毒　蒼朮之力、在燥烈、升麻之力、在升散

細辛　獨活

同是少陰經發散藥、有辨　細辛、辛溫、入少陰、散風寒濕之外邪、又能散浮熱、治口齒諸病　獨活、苦辛微溫、入足少陰、治腎藏風之爲病、及伏風之爲痺病

川芎　荊芥　蔓荊子

同是足厥陰發散藥、有辨　川芎、辛溫、入足厥陰、上入于腦、散

風寒之爲腦痛目病　荆芥穗苦辛、入足厥陰袪血分之風而去瘀　蔓荆子辛溫、入足厥陰上行入腦、治頭痛

紫蘇梗葉　薄荷　牛旁子　香薷

同是手太陰經發散藥有辨　蘇辛溫、梗微、葉厚、入手太陰能解肌發汗、袪風寒暑濕之邪、利肺行氣定喘嗽　薄荷辛凉、入手太陰、辛發散凉清利、專于消風去熱、治頭面口鼻舌齒咽喉諸病　牛旁子、辛溫、入手太陰發汗、散風寒、利肺氣袪暑散濕、香薷辛溫、入手太陰氣分、發表袪暑邪、治陽氣抑遏爲病

生姜皮　葱根鬚

同是通營衛、發表藥有辨　姜皮行衛分　葱根行營分、辛甘

合而發散營衛通而後肌解汗出以祛肌表之邪蓋相助爲理者也

生姜　大棗肉

同是達營衛和解藥有辨　姜入衛棗入營發表藥中之用以通營衛補裡藥中用之以和營衛

羌活　葛根　柴胡　蒼朮　細辛　川芎

同是引經報使藥有辨　羌活氣清入太陽　葛根味甘入陽明　柴胡氣平入少陽　蒼朮性燥入太陰　細辛氣細入少陰　川芎體滋入厥陰　引經者引諸藥以至其經而爲之使實爲主治之藥

萎蕤　白薇

同是治風藥有辨　萎蕤甘補胃，辛散風淫濕毒　白薇苦鹹氣寒，治邪熱風温，諸風濕熱病　萎蕤又能治勞瘧目爛　白薇又能治血厥熱淋，胃風濕熱病

南藤　石楠葉

同是逐風藥有辨　南藤辛温，能排風逐冷　石楠葉苦辛，能療風盜陰，並治腰膝筋骨諸病

蟬蛻　蚕蛻　僵蚕　螢

同是治風藥有辨　蟬蛻氣清虛，治風熱爲肌表病　蚕蛻之從風化，治風熱之喉齒病　僵蚕得清化之氣，治風痰結爲病

蝎苦辛有毒治肝風爲病　蟬蛻蠶蛻主風熱　僵蠶主風痰

蝎梢主風毒

虎骨　白花蛇　烏稍蛇

同是追風藥有辨　虎行風動故能制風用骨之辛温以追筋骨之風毒　蛇行數蛻故善治風用其肉之酸寒以逐筋骨之伏風

荆芥穗　蘇方木　魚鰾膠

同是散血風藥有辨　荆芥穗辛苦浮升入足厥陰散血中之風而逐瘀血　蘇方木辛而凉入足厥陰散血分之風而去瘀血　魚鰾膠甘鹹氣平入足厥陰祛血分之風破瘀血止出血

豨薟草製　五加皮

同是治風濕藥有辨　豨薟草之苦辛平，而輕香，行經絡，去風濕　五加皮辛溫氣香，外行皮膚，治風濕痿痺，多年瘀血在皮膚　此皆外治風濕，內補肝腎，强筋骨之良藥也

烏藥　天仙藤

同是流風氣藥有辨　烏藥辛溫香竄，宣散風氣，解七情之鬱結　天仙藤苦溫，疏通血氣，治子氣及心腹痛

赤小豆　黑大豆　大豆黃卷

同是治風水藥有辨　赤小豆甘鹹而性下行，津液，消脹除腫，治下焦有形之濕病　黑大豆甘平，性下行，消風熱水濕，治腰

膝腫痛　大豆黃卷甘平消水治周痺濕滿之病

厚朴　橘紅

同是平胃濕藥有辨　厚朴苦能泄温能散平胃中之濕滿治腫脹病　橘紅苦能泄辛能散去脾土之痰濕治痰壅病　二者皆有平胃之功而厚朴力勝

澤蘭葉　大澤蘭草

同是散氣藥有辨　澤蘭葉氣香温味辛能散散肝脾之氣而解其欝治經閉　大澤蘭草辛平其氣清香去陳氣生津液治消癉

益母草　茺蔚子

同是一種而分用有辨　益母草味辛微苦入肝血分散風去熱消水行血治婦人經脉胎産諸血病　茺蔚子味苦微平氣温入包絡活血行氣治婦人經脉崩帶胎産諸病　益母草功在去瘀生新　茺蔚子功在調經益陰

砂仁　藿香　南木香　丁香

同是和氣藥有辨　砂仁辛温其性冲和温脾胃散冷結化水穀去嘔逆　藿香辛甘温入脾胃止嘔吐去惡氣進飲食　南木香辛苦而温通行三焦升散諸氣而行鬱滯　丁香辛香而温入胃理元氣去冷嘔逆　四藥去冷氣逆氣功皆同　砂仁能下入腎而潤燥　藿香能上入肺而補氣　木香能入大腸

而止泄痢　丁香能入腎壯元陽去腹痛此則不同

蒼朮　香附　川芎

同是開鬱藥有辨　蒼朮辛烈上行開發上焦之鬱氣　香附辛香能散微苦能降治一切鬱結之氣　川芎辛苦通行三焦開提其氣能解鬱　蒼朮主升香附主降芎升之而復降之所以能越鞠鬱也

人參蘆　桔梗蘆　烏頭附子尖　香豉　白礬　鹽湯

滷汁　茶子　濃茶汁　瓜蒂

同是涌吐藥有辨　參蘆桔蘆烏附尖之能涌以氣上升也虛而有風痰者宜之　瓜蒂香豉白礬之能涌以酸苦涌洩也寒

實結胸者用之　鹽湯滷汁之能涌以鹹上引也霍亂食停者用之　茶子茶濃汁之能涌以苦味上引也癲癇痰盛者用之

論曰宣可去鬱鬱壅鬱也宣以去之味之辛甘者能宣麻黄桂枝之屬是也味之辛性之温者能宣紫蘇香薷之屬是也味之甘性之平能宣葛根甘草之屬是也氣之芳香能宣細辛白芷之屬是也質之輕揚能宣升麻蔓荆子之屬是也涌吐肌解亦云宣瓜蒂香豉之屬是也通營行衛亦云宣生姜大棗之屬是也故夫發汗解肌開鬱散氣涌吐之劑皆宣劑也

通劑

赤苓　豬苓　木通　燈心草　茅根　石韋　琥珀
梔子　通草

同是滲肺、利小水藥、有辨　赤茯苓、甘淡滲、上入肺、生津液、開腠理、滋水之上源而下降、利小便　豬苓、甘助陽淡滲竅、氣升而降下、瀉膀胱、利小便、與赤茯苓同行、味苦、但能泄滯、而不得入補劑　木通、甘淡、上行肺、泄肺分之濕熱、而下通小腸、利水道、又能通九竅、利關節　通草、甘淡氣寒、入肺、引熱下行、而利陰竅、行水道　燈心、甘淡泄肺、通陰竅　白茅根甘寒、泄肺之伏火、利小便　石葦甘平、清肺氣、通膀胱、利小便　琥珀體輕

入肺清肺利小便　梔子甘能助陽淡能利竅平能降氣寒能泄熱　是以皆能泄肺氣而下降利小便

澤瀉　車前子　地膚子　赤小豆　椒目

同是瀉膀胱利小便藥有辨　澤瀉甘鹹寒入膀胱瀉宿垢滲濕熱行痰飲又入腎瀉宿水　車前子甘冷導膀胱熱通水道而不走氣　地膚子甘冷下入膀胱瀉熱出小便　赤小豆甘鹹性下行津液利小便　椒目苦辛寒行滲道下水滲濕　諸品鹹潤下甘利竅寒勝熱是以直入膀胱而下利也

淡竹葉　瞿麥穗　海金沙　連翹　梔子

同是泄丙丁利小便藥有辨　淡竹葉甘寒入心清心之煩熱

而利小便　瞿麥穗苦寒、通心、利小腸、逐膀胱邪逆　海金沙甘寒、通小腸、泄膀胱、解熱毒、濕氣　連翹苦辛涼、微升、入心及包絡、散結、瀉熱、利小腸　梔子苦寒、泄心肺、通大小腸、使三焦之火下行、而水道通　丙丁者火也、二火不清、則上之津液耗、而不得達膀胱、二火清、而膀胱熱自解

茵陳蒿　扁蓄　赤芍

同是瀉脾家濕熱、利小便藥有辨　茵陳苦涼、泄脾之濕熱、以行小便　扁蓄苦平、泄濕熱、利小便　赤芍酸寒、泄脾熱、以行小便　脾有濕熱、則津液不生、膀胱濇、寒以消之、則源清而流自長

大腹皮　桑白皮　茯苓皮　香薷

同是滲洩兼疏散藥有辨　腹皮辛能散淡能滲故治脚氣水腫之壅逆　桑皮辛能散寒能降肺氣降而水道行故治水道壅而喘嗽　茯苓皮甘能散淡能降達皮膚行水道故治水盛腫滿　香薷辛温上開七竅下通滲道治水氣洪腫　此皆上開鬼門以泄熱下潔淨府以行濕上下分消之法兼而得之爲治水之要藥也

大黃　芒硝　元明粉

同是下熱結藥有辨　大黃苦寒有毒能蕩滌三焦下燥熱實結　芒硝鹹寒走血分而潤下蕩滌三焦泄腸胃之實熱　懸

明粉辛甘冷性沉陰去胃中之實熱蕩腸中之宿垢　傷寒熱
病內實不大便如實而燥者大黃蕩之　實而堅者芒硝軟之
畏芒硝之峻者以　懸明粉代之

酒大黃　巴豆霜

同是下食積藥而有辨　大黃苦寒善下能通利水穀推下留
飲宿食然其性入下焦血分水穀在中焦須以酒潤而用之
巴豆霜辛熱下積力尤峻　大黃性寒食傷熱者宜之　巴豆
性熱食傷冷者宜之

醋大黃　生牛膝　桃仁　紅花

同是下瘀積藥有辨　大黃苦寒以醋炒之則入肝分快下逐

瘀血而通經閉　牛膝生用下行逐瘀血從前竅出　桃仁苦平苦泄滯下入肝破留血從前竅出　紅花辛苦入肝破血下經閉　大黃通劑也下通二便　牛膝　桃仁　紅花　但下肝家瘀蓄而不通大便婦人血病用之

葶藶　黑牽牛　甘遂　大戟　商陸　防已　黑大豆

同是下水積藥有辨　葶藶子苦寒通肺閉　黑牽牛辛烈泄肺氣分之濕熱下腸秘　甘遂苦寒善攻決直達水所滙水大戟苦辛大寒滙藏府之水濕　商陸苦寒性下行專能下水防已苦寒泄下焦血分之風濕熱通滯塞療風水　黑大豆性下行泄下焦之水　治水之法高者抑之使下下者導之使

從膀光出若勢盛膀胱不能洩則决排而出之諸藥是也

靈仙　附子　山甲　蓖麻　皂莢　菖蒲　射香

氷片　辛夷　胡蒜

同是通經絡走諸竅藥有辨　靈仙辛鹹温通行十二經絡洩宣五藏之冷膿宿水　穿山鯪鯉甲辛竄善走能通經絡關竅而至病所　附子大辛大熱其性雄壯有斬關奪將之能行十二經絡爲諸藥引導　蓖麻子甘辛性善收善走能開通諸竅經絡　皂莢辛竄用以吹導通上下諸竅　菖蒲辛竄通心孔開九竅出聲音　麝香辛竄通關竅開經絡透肌骨　龍腦氷片香竄能走能散通經絡達孔竅入肌骨散鬱火追風毒　辛

夷辛散通肺竅　胡蒜辛熱入脾胃通五臟達諸竅　味辛能走散氣香能開通是以諸藥皆取辛竄之品爲治也

論曰通可以去塞塞閉塞也通以去之味苦性寒能通大黃牽牛之屬是也味鹹性寒能通皂莢山甲之屬是也味甘淡性平能通豬苓茯苓之屬是也味辛氣香能通麝香氷片之屬是也故大利小水下大便走經絡開關竅之品皆通劑也

潤劑

阿膠　紫菀茸　欵冬花

同是潤肺理虛勞藥有辨　阿膠甘平潤肺燥清痰補血治欬

嗽唾膿血喘急痰嗽　紫菀茸、辛潤肺燥、温益肺氣、治咳唾膿血、喘急寒熱、欵冬花、辛潤肺燥、温益肺氣、治咳唾膿血、喘急勞熱　三者皆能治久欬勞嗽、肺痿肺癰之病、並可合而用之

括樓仁根同　海浮石

同是潤肺清痰火藥有辨　括蔞仁、入肺、味甘補肺、性潤能下痰氣、寒能泄火、以治痰火之結于上焦　海浮石、色白質輕、入肺、鹹潤下、寒泄火、以治上焦之痰熱　二者皆能潤下、而除胸膈痰因火動之爲病

梨汁　柹霜

同是潤肺消痰熱藥有辨　梨汁、甘酸寒、潤肺燥、降心火、清痰

止渴　柿霜甘冷潤肺燥化痰止渴　梨汁之能在消風熱
柿霜之能在降心火

栢子仁　胡桃仁　細辛　知母

同是潤腎燥藥有辨　柏仁辛潤腎燥澤毛髮除腰痛　胡桃
滋潤腎燥生精血益元氣　細辛辛潤腎燥通耳竅利溺濇
知母辛潤腎燥滋陰除勞熱　柏仁之潤在通心氣于腎　胡
桃之潤在滋生精液　細辛之潤在除腎藏之風　知母之潤
在降肺金之氣

木瓜　白芍

同是潤肺燥藥有辨　木瓜酸生津液以潤筋之燥　白芍之

酸斂津液以潤血之燥

黑芝蔴　黑大豆

同是潤腎藥有辨　黑芝麻色黑入腎潤燥長肌肉有風病者宜之　黑大豆色黑入腎潤燥消水氣有水病者宜之　二者皆以潤下爲功

牛旁子　槐子

同是去風燥藥有辨　旁子辛潤肺燥利咽喉在散風濕　槐子鹹寒利大腸在去風熱

火麻仁　郁李仁　杏仁　桃仁

同是潤大腸藥有辨　火麻仁甘濡亦性寒能通潤大腸去風

熱秘　郁李仁甘苦性降能通潤大腸去氣秘　杏仁苦能降溫能通潤大腸去氣秘　桃仁苦洩滯甘緩肝潤大腸去血秘

牛乳汁　羊乳汁　酪酥

同是潤腸胃藥有辨　牛乳羊乳甘溫而潤去胃脘大腸之枯燥　酪酥甘酸寒能潤腸胃之虛燥　四藥皆治下氣上逆爲噎膈病　乳性溫勝于酪酥二乳汁中又以羊爲勝

蜂蜜　松子仁　金鈎子

同是潤五臟藥有辨　蜜甘凉柔而濡能潤臟府虛燥去虛熱　松子仁甘微溫能潤五臟之虛燥而澤肌膚　金鈎子甘能潤五藏之燥而去膈熱　皆通大腸之秘

旋覆花　海藻　海帶　昆布

同是潤下藥、有辨　旋花苦下氣、辛去風、鹹潤下、治痰飲之留結于胸膈、而爲痞滿　海藻海帶昆布之鹹潤下、寒泄熱、治痰水之留結于上下、而爲痰核㿗疝　旋花治在裡　藻帶昆治在表

論曰、潤可去枯、枯、枯燥也、潤以去之、味之辛者能潤、栢仁細辛是也、味鹹能潤、旋花海藻輩是也、性溫能潤、紫菀款冬輩是也、質之滋濡能潤、松仁胡桃輩是也、味酸能潤、木瓜芍藥輩是也、故夫生津養血、滋陰濡下、生精之品皆潤劑也

燥劑

白术　蒼术

同是燥脾濕藥有辨　白术、甘溫健脾、苦溫燥濕　蒼术、性燥去濕、甘溫強脾、並爲燥中宮藥而白术甘多、和補之功勝　蒼术辛燥能發濕家之贊治濕之功勝

東壁土　伏龍肝

同是以陽土燥濕品、有辨　東壁土、得太陽之氣溫能燥濕伏龍肝、辛溫得正陽之氣而能勝濕皆有益陽溫土之功

羌活　獨活

同是散風燥濕藥有辨　羌活、辛散風苦燥濕治太陽風濕爲

病　獨活辛散風苦燥濕治少陰風毒濕痺　羌活治在上
獨活治在下
藁本　蒼耳子
同是散風燥濕藥有辨　藁本入足太陽辛散風苦燥濕治巔
腦及婦人陰中痛　蒼耳子入手太陰辛散風苦燥濕治一切
風濕毒所治畧同
茵芋　萆薢　靈仙　晚蠶沙
同是逐風燥濕藥有辨　茵芋苦辛燥濕散風治一切風濕爲
痛　萆薢苦甘平燥濕去風治風濕之爲緩痺　靈仙辛鹹溫
性善走通經絡宣散皮膚間風濕內消冷膿宿水　晚蠶沙甘

辛温性燥勝風燥濕治痿弱頑痺

附子　烏頭

同是勝寒燥濕藥有辨　附子大辛大熱燥暴之性能行十二經絡以除表裡之寒濕　川烏頭大辛大熱燥暴之性能逐風燥濕勝寒與附等　而附又能追復散失之元陽非烏頭所能

吳茱萸　蜀椒　蓽澄茄

同是燥濕勝寒藥有辨　吳萸苦辛大熱入厥陰苦燥濕熱勝寒辛能開鬱散氣以治厥陰寒濕爲病　蜀椒胡椒蓽澄茄辛苦氣熱入脾胃燥濕勝寒功用多同此數種皆不可多服令人失明發瘧疽有毒故也　吳萸治外傷之寒濕　椒屬治內傷

之寒濕稍有不同此四種與烏附皆治寒濕之品而烏附辛多上行外行椒萸苦多下行內行故治病不同

肉桂　炮姜

同是燥藥有辨　肉桂辛熱純陽之性能治陰毒及沉寒痼冷之病主治在少陰　炮姜苦辛大熱通心助陽治陰毒及沉寒痼冷之病主治在太陰

肉桂　桂心　桂枝

同是一種也分用之有辨　肉桂辛大熱氣厚下行補命門之不足　桂心入心之經行血脉通經閉　桂枝辛甘微溫氣薄上行爲調榮和衛之用横行手臂而爲治痛風不以燥用也

生姜　乾姜　炮薑

同一種也生乾炮用之有辨　生辛散氣温和中取薄皮用之散風水治風腫若同葱白用散風寒若同大棗用調榮和衛取其肉入半夏南星厚朴藥中則制其毒搗肉汁用則化痰涎同竹瀝用行經絡治溢飲除風涎通主散氣治嘔逆去胸中冷氣　取母姜乾之則味辛大温能去冷痛　炮燥用則味辛苦而氣熱通心助陽治藏府沉寒痼冷除產後虚熱能補血　黑用止氣虚而脱血是姜爲藥中要品

高良姜　草豆蔻

同是温中燥濕藥有辨　高良姜辛熱純陽入脾胃逐寒去濕

解冷逆而除痛　草豆蔻辛熱入脾胃勝寒燥濕散滯氣而開鬱寒濕外入者宜良姜寒濕內傷者宜草蔻

熟艾葉　生艾

同一種也生熟用有辨　熟艾微辛大苦氣熱入三陰逐一切寒濕回垂絕之元陽　生艾微苦大辛氣溫止上下出血灸百病

側柏葉　油松節

同是燥濕藥有辨　側栢葉苦辛　油松節苦溫並能燥濕治骨節間之痺痛　栢葉兼能止血　松節且能逐風

苦參　白蘚皮

同是燥濕去熱藥有辨　苦參苦寒純陰入足少陰燥濕勝熱治黄疸腸澼諸病　白蘚皮入太陰陽明苦燥濕寒勝熱治肌痺目爛諸痂　二物苦燥之甚　苦參治内　蘚皮治外須辨

硝石　石硫黄

同是燥藥有辨　硝石苦辛鹹大温其性上升能破積攻堅除臟府之沉冷　石硫黄純陽大熱補真火治下元虚冷元氣將絶有殊功　硝石善攻　硫黄能補　皆燥烈之品不可輕試

論曰燥可去濕濕土濕也燥以去之味苦能燥苦參白蘚輩是性熱能燥附桂輩是性烈而燥蒼术硝石輩是故夫除濕温脾益火藥皆燥劑也

滑劑

榆皮　滑石　冬葵子　蜀葵花　苧根

同是滑利下竅藥有辨　榆皮性滑利而下降入腸胃膀光利下竅泄濕熱消留着有形之物　滑石甘滑而體重上利毛腠之竅下利清濁之竅蕩熱燥濕出胎下包衣　冬葵子淡滑利竅通乳汁滑胎　蜀葵花甘寒滑利下竅通大小腸下帶脉之汚穢　苧根甘寒滑泄心膈熱治淋瀝

論曰滑可去着着留着也滑以去之體之滑者能滑葵子花屬是性之滑者能滑榆皮滑石輩是故夫利竅滑腸出有形之品皆滑劑也

澁劑

五味子　百藥煎　烏梅肉　訶子肉　御米殼

同是斂肺止嗽藥有辨　五味酸温收肺氣之耗散而止咳嗽虚冷者宜之　百藥煎凉澁清之痰火而止咳嗽虚熱者宜之　烏梅酸澁斂肺氣生津液而止咳嗽液枯者宜之　訶肉酸澁斂肺泄肺而止喘嗽肺脹者宜之　御米殼酸澁寒收肺氣而止咳嗽病久咳而無力者宜之　此皆劫法痰火清無風寒者乃可取用耳

白龍骨　牡蠣粉　白芍　麻黄根

同是斂汗藥有辨　龍骨重澁鎮心神止驚汗　牡蠣鹹寒澁

去虛熱止盜汗　白芍酸寒斂陰氣固腠理止陰虛出汗　麻黃根甘平濇收浮散止自汗

白龍　龍齒　蓮肉　蓮蕋　五味　芡實　山萸

金櫻子　牡蠣　赤石脂

同是秘精品有辨　龍骨　龍齒重性濇安心神止遺洩　蓮肉甘濇交心腎秘精氣　蓮蕋甘濇淸心通腎而秘精氣　五味酸濇滋腎水秘精氣　芡實甘濇益腎固精氣　山萸酸濇生精血秘精氣　金櫻酸濇縮小便固精氣　牡蠣鹹寒濇益腎水收水藏　赤石脂濇重除陰濕固下脫　大要夢而後遺者宜龍骨蓮蕋屬不夢而遺者宜五味芡實山萸金櫻屬濕熱

擾動腎府者宜牡礪赤石脂屬

白芨　阿膠　藕節　茅花　海螵蛸　側栢葉　血餘

金墨　釜墨百草霜仝

同是上竅濇血藥有辨　白芨甘寒濇補肺胃絡之破損而止出血　阿膠甘平益陰補血濇止欬血　藕節甘濇解熱毒去瘀血止新血　白茅花甘平專主止血痛出血　海螵蛸鹹溫滋血枯止肝血　側栢苦辛濇收脫止上下出血　血餘色黑性濇止上下出血補陰血去瘀血　金墨　釜墨色黑性濇止上下出血

阿膠　鰾膠　地榆　椿皮　烏梅肉　髮灰

側柏葉灰　棕櫚灰　蒲黄灰　黑姜

同是下竅濇血藥有辨　阿膠甘而膠固止崩漏經血漏胎下血　鰾膠甘鹹散肝經之瘀血而止血　地榆苦酸鹹濇瀉熱而止藏毒下血　椿皮苦寒濇去下焦之濕熱而止血　烏梅酸濇收止下竅之出血　髮灰色黑濇補陰血止出血　柏葉灰苦濇色黑燥濕而止下血　棕櫚灰苦濇色黑收下竅之脱血　蒲黄灰甘濇色黑止下竅出血　黑姜辛温色黑治寒濕上下出血

阿膠　鰾膠　椿皮　樗皮

同是固帶脉藥有辨　阿膠　鰾膠甘而膠固皆能止帶下阿

補血虛鰾主風瘀　椿皮　樗皮苦寒濇皆能去濕熱而收帶
脉色赤用椿色白用樗各有所宜

益智仁　桑螵蛸　雞內金即肫皮

同是濇小便藥有辨　益智辛熱濇固真氣濇小便　桑蛸鹹
平濇補虛損濇小便　雞內金性濇而收治小便之不禁

訶子肉　御米殼　烏梅肉　金櫻子　酸榴皮　秦皮
椿皮　樗皮　肉豆蔻　砂仁　蓮肉　黃蠟

同是濇大腸藥有辨　訶肉酸濇收金氣而止泄痢　御殼酸
濇收腸滑脫肛止泄痢　烏梅肉酸濇收金氣而止泄痢　金
櫻子酸濇固下焦止脾泄下痢　酸石榴皮酸濇收脫肛止泄

痢　秦皮苦酸澁堅骨而止熱痢　椿皮樗皮苦寒而濇除濕熱止下痢　肉豆蔻辛温除虛冷補脾胃性濇止久瀉久痢　砂仁辛温濇調脾胃止冷泄及休息之氣痢　蓮肉甘温止脾虛泄痢　黃蠟甘補中性濇止下痢膿血

藕　藕節　蓮肉　蓮蕊　荷葉　荷蒂

同是一種分而用之有辨　生藕甘平散留血消風去熱蒸食大能開胃補五藏實下焦　藕節濇平破瘀止血解熱毒　蓮肉甘温濇交心腎固精氣厚腸胃補虛羸安腎二火　蓮蕊甘濇淸心通腎固精氣止一切血　荷葉生用升胃中淸氣乾用散留血　蒂濇能止血

濇可去脱脫滑脱也濇以去之味酸能濇五味烏梅屬是性濇能濇金櫻蓮蕋屬是故夫止欬收汗固精歛血固腸止崩漏品皆濇劑也

輕劑

升麻　柴胡

同是升陽氣藥有辨　升麻體輕虛性浮升能于陰中升陽引陽明清氣自右上行補胃氣元氣之不足治胃土傷冷之火鬱柴胡苦甘氣平升陽氣下陷自右而上行陽道平肝膽三焦包絡之欝火二者並用之以爲升陽之主藥

木賊　葛根　薄荷　蔓荊子

同是輕陽上升藥有辨　木賊苦甘體輕升發汗解肌治目病之火鬱　甘葛根甘平體輕揚鼓舞胃氣上行升散鬱火治頭面陽明經病○薄荷辛涼散風熱治頭目口齒鼻舌咽喉諸病蔓荊子辛溫體輕而浮上行而散治頭腦眼目病

輕可去沉沉下沉也輕以去之體之虛者能輕升麻薄荷屬是味辛甘能輕柴葛屬是故夫升提發散劑皆輕劑也

重劑

龍骨　金箔　伏龍肝　磁石

同是鎮心藥有辨　龍骨體重能鎮浮安神定䰟治心胆之虛怯　金箔體重能鎮浮假其氣以安神定䰟治心胆之風熱
伏龍肝體重能鎮心用以治狂癲　磁石體重可去怯用以治癲癇

青礞石　密佗僧　鉛丹

同是墜痰藥有辨　青礞石鹹平性沉重用之重墜使木平氣下而痰積通利　密佗僧體沉重能墜痰止吐　鉛丹體重性沉能墜痰去怯

重可去浮浮浮越也重以去之體堅性沉能鎮墜故夫鎮心墜痰之品皆重劑也

湯劑

順流　急流水　逆流水　甘爛泉

同一水而分用有辨　順流水性順下用烹以治行下體及通利三焦藥　急流水性急速下達用以烹通二便及風痺藥　逆流水性逆而倒上用以烹吐痰飲藥　井花水取天一眞水上浮之義用以烹治痰飲血氣補陰藥　甘爛水甘温性柔用以烹治陰虛脾弱病藥

冷水　百沸湯　生熟湯

同一水生熟用之有辨　冷水性寒可以內外用之以刼熱　百沸湯性熱益陽氣以助藥力出汗治風寒通經絡行飲食之

冷滯　生熟湯甘鹹和陰陽治霍亂之不得吐泄

地漿　虀水　酸漿水

同水類用之有辨　地漿甘寒純陰以治純陽中暍卒死　虀水酸鹹涌吐痰飲宿食　酸漿水性凉善走解煩渴化滯食以爲一切製藥之用

生姜　葱　棗　酒　蜜　粳米　黃米　米醋　食盐

同是湯劑中導引藥有辨　生姜之辛上入肺發散藥及補肝藥中用之　葱白辛甘發散藥中用之　葱青辛甘上入肺通陽氣藥中用之　棗甘入脾滋補入營脈補土藥及養榮藥中用之　酒性上行外行病在上在外行經藥中用之　蜜甘緩

滋濡治上藥潤燥藥中用之　粳米甘淡　粟色黃補脾藥中用之寒凉藥用之以保安胃氣　米醋酸入肝治肝藥中用之　塩鹹入腎入血脉補腎藥及行血藥中用之

丸劑

煉蜜　山藥糊　倉米糊　荷葉燒飯　清米飲　粥糊

麪糊　蒸餅糊　棗湯　紅棗肉　姜汁糊　醋湯

熟湯　酒糊　猪脊髓　煮猪肚　煮大腸　羊肉汁

羊肝糊

同是丸子成劑品有辨　煉蜜使入腎及肝　牛煉蜜口嚼服

使入脾及心　山藥糊使入脾及腎　倉米糊使入脾胃　荷葉燒飯使入脾胃升陽氣也　淸米飲使入脾　粥糊使入胃也　蒸餅糊使入脾消導　麪糊使入肝　棗湯使入心脾補心脾也　紅棗肉使入下焦固腸胃　姜汁糊使入脾化痰飲　醋湯使入肝　熱湯使入上焦　酒糊使入經絡及上焦　猪脊髓使入骨補髓　猪肚糊使入胃壯胃　猪大腸使入大腸而實藏　羊內汁使入肝而補肝　羊肝糊使入肝而明目也

製藥之理附後

酒製升提　姜製溫散　用塩走腎而軟堅　用醋注肝而收

飲　童便除劣性而降下　米泔去燥性而和中　乳潤枯生
血　用蜜甘緩益元　用陳土籍土氣以補中州　用麩煨麯
製抑酷性勿傷上膈　用黑豆甘草湯漬並解毒致令和平
羊酥、猪脂、塗燒咸滲骨、容易脆斷　去穰者免脹　去心者除
煩此製藥各有所宜也

三卷終

聊復集眼科心法

目錄

聊復集

眼科心法

太醫新安燕亭氏汪必昌纂輯　男履吉汪國祥仝較
芝圃　國瑞
俊名　國英

眼科總論

古人治目務在得其要領目證有五輪八廓之辨而人不可不知所謂有諸內必形諸外若云一百六十症過繁七十二症過簡一百零八症爲適中之道使人以一百零八症爲法此皆好奇之論業是科者豈能一一而辨之也即能辨之依法豈能愈乎皆非切當之言徒資惑亂不足憑也凡病目者非外障即內

障。非火有餘則陰不足。辨以虛實二字。可盡之矣。凡紅腫赤痛者。及少壯暫得者。或因積熱而發者。皆屬有餘。旣無紅腫。又無熱痛。而但或昏。或澁。或眩運。或無光。或年及中衰。或酒色過度。以致羞明黑暗。瞪視無力。珠痛如摳等症。無非水之不足。虛者當補。實者當瀉。然而實中亦有兼虛者。須於腫痛中察其不足。虛中亦有兼實者。又於衰弱內辨其有餘。總之虛實殊途。形色脉色可辨。知斯二者。則目証雖多。無餘蘊矣。又安用方書叠叠。使人無所適從也。今將緊要得用之言。刪繁就簡輯入。纔知病所由來。緊要之方錄入。用之變化無窮之治。可以應手無目疾之患。此予之心法。至于好奇。用刀用針。非我之能事也。

治目要訣辨

今人治目，但云目得血而能視，無非血少也，神勞也，腎虛也，風熱也。凡遇風熱之赤眼，多從散治，並不察風之爲義，惟張景岳論之最詳，發前人之未發。夫風本陽邪，然必有外感，纔是眞風，因風生熱者，風去火自息，此宜散之風也。若本無外感，止因內火上炎而爲癢爲痛者，人亦稱爲風熱，蓋木屬肝，肝主風，因熱極而生風，熱去風自息，此不宜散者。如果風由外感，必見頭痛鼻塞，或爲寒熱，或多涕淚，或筋骨痠痛，而脉見緊數，方可兼散。如無表症，而陰火熾于上者，則防風荆芥升芎羌之類，皆不宜用。雖曰亦有芩連知柏，自能清火，然宜升者不宜降，用散者是也宜降者不宜升用清者是也若用藥不精未免自相掣肘多致可速者反遲輕者反重銳視日久而翳障損明無所不致又孰能辨其由然哉此不可不察其陰陽升降之道也　按景岳之論一語道破千古有風則從散治之若因熱極而生風者熱去則風息此論專眼科中亦未道及余竊疑之及閱景岳暗合子之治法視其從上紅而下者此太陽經之風熱必頭痛腦脹目中涕淚此淚乃風熱所致如傷風鼻流清涕同一理也宜放胆溫之散之風散則痛止有從下紅而冲上者此陽明經之濕熱也放胆下之寒之則愈也有從小眥而入大眥而出者少陽經熱清之和之自退散之猶可若從下法則障翳隨手而起不

可不察也·知斯三法而治之·則患目者無冤抑之痛楚·此治初
起之法·抑或日久紅腫不分·將何治之·眼內純赤·而頭腦痛不
休·此風痛也·散而清之·上下瞼紅而腫·風熱毒也·宜散而兼下·
若上下瞼腫而不紅·此虛痛也·宜調其脾而清其毒·則愈矣·其
餘均照原機啟微十八論之法治·
一眼目之證·當察色以辨虛實·經曰·黃赤者多熱氣·青白者少
熱氣·故凡治黃赤者·宜清肝瀉火·治青白者·宜壯腎扶陽·此固
不易之法也·至于目黃一症·尤宜辨其虛實·不可謂黃者必由
熱也·蓋有實熱而黃者·有虛寒而黃者·實熱之黃·如造麯者然·
此以濕熱內蓄·鬱蒸而成·熱去則黃自退·非清利不可也·若虛

寒之黄則猶草木之凋此乃元陽日剝津液消索而然其爲病也旣無有餘之形氣又無煩熱之脉証惟因乾涸所以枯黄凡此類者其衰已甚若非大加温補何以回生切不可因其色黄緊執爲熱再加清利鮮不危矣

翳障當分虛實大都外障者多由赤痛而成赤痛不已則爲翳肉爲瘢靨此皆有餘之証治當内清其火外磨其障 若内障者外無雲翳而内有蒙蔽綱目謂其有翳在黑睛内遮瞳子而然龍木論云腦脂流下作翳者足太陽之邪也肝風衝上作翳者足厥陰之邪也故治法以針言之則當取三經之俞如天柱風府太衝通里等穴是也又聞有巧手妙心能用金針于黑珠

內撥去雲翳能使頃刻復明此雖聞之而實未見其人也然審視瑤函傅氏之論竅通凡人之目乃五藏六府之精華上注于目而能明如屋之有天窗也皆從肝胆發源內有脉道孔竅上通于目而光明如地泉脉流通一有淤塞則水不通矣夫目屬肝肝主怒怒則火動痰生痰火阻隔肝胆脉道通光之竅遂蔽是以二目昏蒙如烟如霧目一昏花愈生鬱悶久鬱生病今之治者不達此理拘執一偏之論惟言肝腎之虛在高年者理固宜然在少壯之年忽爾青盲即以補肝補腎之劑投之其肝胆脉道之邪一得其補愈盛愈蔽致目日昏藥之無效皆由通光脉道之淤塞譬之井泉脉道塞而水不流同一理也如執定肝

腎之虛無有甚于癆瘵者人雖將危尚能辨察秋毫由此推之因知肝腎之無邪則目決不病專是科者必當究其肝腎果無邪而虛耶則以補劑投之斯無助邪害正之弊則內障雖云難治亦可少盡病情矣

又有所謂內障者察其瞳子則本無遮隔惟其珠色青藍或微綠色或瞳仁散大別無熱壅等證而目視不明或多見黑花等證此悉由腎氣不足故致瞳子無光若有所障而內實無障也治當專補腎水氣虛者尤當兼補其氣

又有七情不節肝氣上逆或挾火邪而蒙昧不明若有所障雖其外無赤痛然必時珠脹悶或口鼻如烟此亦有餘之證氣逆

者先當順氣多火者兼宜清火若氣不甚滯火不甚盛必當滋養肝血然有餘者多暴至若因循日積者多不足也又當以此辨之

龍木禪師論曰人患目者或因過食五辛多啖炙煿熱餐面食飲酒不已房室無節極目遠視數看日月頻撓心火夜讀細字月下觀書抄寫多能雕鏤細作博奕不休久被烟火泣淚過多刺頭出血太甚若此者俱散明之本復有馳騁田獵衝冒沙塵日夜不息者亦傷目之由又有少壯之時不自保惜逮至四旬以漸昏蒙故善衛養者纔至中年無事常須瞑目勿使他視然營衛順則疾無由而生營衛衰則致病多矣傷風冷則淚出虛

煩則昏蒙勞力則眥赤白腫則肺家受毒生瘡則風熱侵肺黃乃酒傷脾血灌瞳仁及赤色心家有熱 羞明見紅花爲肝邪黑花則腎虛青花胆有寒五色花腎虛有熱不可一槩而治若虛不補而實不瀉亦難收救上虛乃肝虛下虛乃腎虛肝虛則頭暈耳聾目眩腎虛則虛壅生花耳作蟬鳴宜補肝益腎其有熱淚交流兩瞼赤痛乃肝之熱極迎風有淚爲腎虛客熱涼肝補腎必得其宜至于五藏各以類推虛則生寒實則生熱補瀉之用須在參詳毫釐之閒千里之謬餘則無非有所觸動或大病後所患不一至於暴赤一證多因泛熱衝上或眠食失時飽食近火得之加以勞役失于調攝過食毒物變成惡證醫者不

源本始但知暴赤屬陽或以散血之劑或以涼心之藥縱使退散遂致脾經受寒飲食不進頭目虛煩五藏旣虛因成內障亦有見其不進飲食便更服熱藥遂致暴躁熱氣上攻昏澁眵淚或犯盛怒辛苦重勞遂生胬肉心氣不寧風熱交併變爲攀睛証狀不一是爲外障又加讀書博奕等勞過度名曰肝勞不可便投以治肝之劑及作他証治之終於罔效惟須閉目珍護不可遠視庶乎疾瘳至若患風疹者必多眼暗先攻其風則暗自去矣婦人胎前產後用藥亦須避忌小兒所患切宜善治惟畧加淋洗若披鎌鍼灸斷不可施猶戒用手頻揉因茲損壞以上諸証專是科者宜詳察焉

楊仁齋曰眼者五藏六府之精華如日月麗天而不可掩者也夫目者肝之外候也肝屬木腎屬水水能生木子肝母腎也有子母而能相離者哉故肝腎之氣充則精彩光明肝腎之氣乏則昏蒙眩暈若烏輪赤暈刺痛浮漿此肝熱也燥澁淸淚枯黄遶睛此肝虛也瞳仁開大淡白偏斜此腎虛也瞳仁集小或帶微黄此腎熱也一虛一實以此驗之然肝腎之氣相依而行孰知心者神之舍又所以爲肝腎之副焉所謂一而二二而一者也何則心主血肝藏血凡血熱衝發於目者皆當淸心涼肝又不可固執水生木之說夫眼以輕膜裹水照徹四方溯源反本非天一生水又孰爲之主宰乎析而論之則拘急牽颺瞳靑胞

白痒而淸淚、不赤不痛、是謂之風眼、烏輪突起、胞硬紅腫眵淚
濕爛、裡熱刺痛謂之熱眼、眼渾而淚、胞腫而軟、上壅矇朧、酸澁
微赤謂之氣眼、其或風與熱倂、則痒而浮赤、風與氣搏、則痒澁、
昏沉、血熱交聚、故生淫膚、粟肉、紅縷偷針之類、氣血不至、故有
眇視胞垂雀、眼盲障之形、淡紫而隱紅者、爲虛熱、鮮紅而如赤
者爲實熱、兩眥呈露生努肉者、此心熱血旺、白睛紅膜如傘紙
者、此氣滯血凝爲熱証、瞳仁內湧、白睛帶赤爲冷証、瞳仁靑綠、
白睛枯槁、眼熱經久、復爲風冷所乘、則赤爛、眼中不赤但爲痰
飲所注、則作疼、肝氣不順而挾熱、所以羞明、熱氣蓄聚而傷胞、
所以胞合、吁、此外証之大槩、然五藏不可闕一、脾與肺獨無預

聊復集　四卷眼科　七

何也、曰、白睛帶赤、或紅筋者、其熱在肺、上下胞或目唇如疥點、其熱在脾、脾主味、五味之秀、養諸中、則精華發見于外、肺主氣、水火升降、營衛流轉、非氣孰能使之、前所謂五藏各有五證應者、于此又可推矣、

眼之爲患、多生于熱、其間用藥、宜以清心涼肝、調血順氣爲先、如腎家惡燥、設遇虛証、亦不過以當歸地黄輩以潤之、若輕用温、不可也、况肺能發燥、肝亦好潤、古方率用杏仁柿乾、飴糖沙蜜爲佐、豈非潤益之意乎、

退翳一節、尤關利害、凡翳起于肺熱、輕則蒙朧、重則生翳、珍珠衣狀、如碎米者易散、梅花翳狀、如梅花瓣者難消、雖翳自熱生、

然治法先退翳而後退熱去之猶易若先去赤熱則血爲之冰而翳不能去爲一生之痼疾矣

張子和曰聖人雖言目得血而能視然血亦有太過不及太過則脉壅塞而發痛不及則目耗竭而失明治目之法在藥鹹寒吐之下之在鍼則神庭上星顖會前頂百會血之翳者可使立退痛者可使立已昧者可使立明腫者可使立消惟小兒不可刺顖會肉分淺薄恐傷其骨然小兒水在上火在下故目明老人火在上水在下故目昏

內經曰血實者宜决之又曰虛者補之實者瀉之如雀目不能夜視及內障暴怒大憂之所致也皆肝主目血少禁出血止宜

補肝養腎至于暴赤腫痛皆宜以鍼刺前五穴出血而已次調塩油以塗髮根甚者雖至再至三可也量其病熱以平爲期

景岳云觀劉宗厚曰陽氣者日火也陰氣者金水也先儒謂金水内明而外暗日火外明而内暗此不易之理也然則内明者利于近外明者利于遠凡目不能遠視者必陰勝陽也不能近視者必陽勝陰也由此言之目之不能遠視者陽氣不足也不能近視者陰氣不足也此論甚明

王節齋云眼赤腫痛古方用藥内外不同在内湯散則用苦寒辛凉之藥以瀉其火在外點洗則用辛熱辛凉之品以散其邪故點藥莫于冰片而冰片太辛熱故借以拔出火邪而散其熱

氣古方用燒酒洗眼或用乾姜末生姜汁點眼者皆此意也葢赤眼是火邪内炙上攻于目故内治用苦寒之藥是治其本如鍋底之去薪也然火邪既客于目從内出外若外用寒凉以阻逆之則火鬱内攻不能散矣故點用辛熱洗眼用熱湯是火鬱則發因而散之從治法也世人不知氷片爲劫藥而誤認爲寒常用點眼遂致積熱入目而昏暗障翳永不能退爲害匪淺業斯道者不可不明此理

又云外治忌用寒凉妄將冷水冷物冷藥挹洗致昏瞎者有之

景岳云寒凉點眼之法亦非盡不可用但用之有宜否耳葢點寒凉用以治火若火之微者勢輕邪淺或偶觸烟火風熱或素

有標病邪在膚腠而熱不深者卽用黃連膏之類暫爲清解亦可去熱淬熱去而目自愈若火之甚者本於五藏而熾及三陽欲以一星之寒凉濟此炎炎之盛勢其果能否此其解熱之功毫無所及而閉熱之害惟目受之矣故凡病火眼之甚者點以寒凉痛必連珠正由火鬱而然耳所以久點寒凉而不效者未有不致于壞目也

目痛經云有二一謂白珠痛一謂黑珠痛蓋白珠痛屬陽故晝則痛甚點苦寒藥則效經所謂白眼赤脉發于陽黑珠痛屬陰故夜則痛甚點苦寒藥則劇經所謂瞳子黑眼法於陰

原機啟微十八論目症盡括於中不可不讀

一淫熱反克之症

膏粱之變滋味過也氣血俱盛禀受厚也亢陽上炎陰不濟也邪入經絡內無禦也因生而化因化而熱熱爲火火性炎上足厥陰肝爲木木生火母妊子子以淫勝禍發反尅而肝開竅於目故肝受尅而目亦受病也其病眵多眊矂緊澀赤脉貫睛臟腑秘結者爲重重者芍藥清肝散主之通氣利中丸主之眵多眊矂緊澀赤脉貫睛臟腑不秘結者爲輕輕者減大黃芒硝芍藥清肝散主之黃連天花粉丸主之少盛服通氣利中丸目眶爛者內服上藥外以黃連爐甘石散收其爛處兼以點眼春雪

聊復集

膏龍腦黄連膏嗃鼻碧雲散攻其淫熱此治淫熱反尅之法也

非膏粱之變非氣血俱盛非亢陽上炎非邪入經絡毋用此也

用此則寒凉傷胃胃氣不升降反爲所害治疾者不可不明也

噫審諸

二風熱不制之病

風動而生熱譬猶烈火焰而必吹此物類感召而不能違間者

也因熱而召是爲外來久熱不散感而自生是爲内發内外爲

邪爲病則一淫熱之禍條例如前益以風邪害豈纖止風加頭

痛風加鼻塞風加腫脹風加涕淚風加腦巔沉重風加眉骨酸

疼有一於此羌活勝風湯主之風加癢則以杏仁龍膽草泡散

洗之病者有此數證或不服藥或悞服藥翳必隨之而生翳如雲霧翳如絲縷翳如秤星翳如秤星者或一點或三四點而至數十點翳如螺盞者爲病久不去治不如法至於極至爲服寒凉藥過多脾胃受傷生意不能上升漸而至也然必要明經絡方能應手翳凡自内眥而出爲手太陽足太陽受邪治在小腸膀胱經加蔓荆子蒼朮羌活勝風湯主之自鋭眥客主人而入者爲足少陽手少陽手太陽受邪治在膽與三焦小腸經加龍膽草藁本少加人參羌活勝風湯主之自目系而下者爲足厥陰手少陰受邪治在肝經心經加黄連倍加柴胡羌活勝風湯主之自抵過而上者爲手太陽受邪治在小腸經加木通五味

子羌活勝風湯主之熱甚者兼用治溼熱之藥嗃鼻碧雲散俱治已上之證大抵如開鍋蓋法嗃之隨効然力少而銳宜不離時用之以聚其力雖然始者易而久者難漸復而復漸復而又復可也急於復者則不治今世醫用磨翳藥者有之用手法揭翳者有之噫翳猶瘡也奚能即愈乎庸者用此非徒無益增害猶甚愚者嘗害欣然而不悟可勝嘆哉故置風熱不制之病

三七情五賊勞役饑飽之病

陰陽應象大論曰天有四時以生長收藏以生寒暑燥溼風寒暑燥溼風之發耶發而皆宜時則萬物俱生發而皆不宜時則萬物俱死故曰生於四時死於四時又曰人有五臟化為五氣

以生喜怒憂悲恐喜怒憂悲恐之發耶發而皆中節則九竅俱生發而皆不中節則九竅俱死故曰生於五臟死於五臟自竅之一也光明視見納山川之大及毫芒之細悉雲霄之高盡泉沙之深是皆光明之所及也或因七情內傷五賊外攘饑飽不節勞役異常足陽明胃之脉足太陰脾之脉爲戊已二土生生之原也七情五賊總傷二脉饑飽傷胃勞役傷脾戊已既病則生生自然之體不能爲生生自然之用故致其病曰七情五賊勞役饑飽之病其病紅赤睛珠痛痛如針刺應太陽眼睫無力常欲垂閉不敢久視久視則酸疼生翳皆成陷下所陷者或圓或方或長或短或如點或如縷或如錐或如鑿證有若此者柴

胡復生湯主之黃連羊肝丸主之睛痛甚者當歸養榮湯主之助陽活血湯主之加減地黃丸主之决明益陰丸主之加當歸黃連羊肝丸主之龍腦黃連膏主之已上數方皆升發陽氣之藥其中有用黃連黃芩之類者去五賊也嗃鼻碧雲散亦可兼用最忌大黃芒硝牽牛石膏梔子之劑犯所忌則病愈厲

四爲邪盛凝而不行之病

血陰物類地之水泉性本靜行其勢也行爲陽是陰中之陽乃坎中有火之象陰外陽內故行也純陰故不行也不行則凝凝則經絡不通經曰足陽明胃之脉常多血多氣又曰足陽明胃之脉常生氣生血手太陽小腸之脉斜絡於目眥足太陽膀胱

之脉起於目內眥二經皆多血少氣血病不行血多易凝靈蘭秘典論曰脾胃者倉廩之官五味出焉五味淫則傷胃胃傷血病是爲五味之邪從本生也又曰小腸者盛受之官化物出焉遇寒則阻其化又曰旁光者州都之官津液藏焉遇風則散其藏一阻一散血亦病焉是爲風寒之邪從末生也凡是邪勝血病不行不行漸滯滯則易凝凝則病始外見以其斜絡目眥邪以其起於目內眥耶故病環目青黶如被物傷狀重者白睛亦黶輕者或成斑點然不痛不癢無淚眵眊躁羞澀之症是曰血爲邪勝凝而不行之病此病初起之時大抵與傷風證相似一二日則顯此病也川芎行經散主之消凝大丸子主之睛痛者

更以當歸養榮湯主之如此則凝散滯行邪消病除血復如故寧有不愈也耶

五氣為怒傷散而不聚之病即瞳仁散大

氣陽物類天之雲霧性本動聚其體也聚為陰是陽中之陰乃離中有水之象陽外陰內故聚也純陽故不聚也不聚則散散則經絡不收經曰足陽明胃之脉常多氣多血又曰足陽明胃之脉常生氣生血七情內傷脾胃先病怒七情之一也胃病脾病氣亦病焉陰陽應象大論曰足厥陰肝主木在志為怒怒甚傷肝傷脾胃則氣不聚傷肝則神水散何則神水亦氣聚也其病無眵淚痛癢羞明緊澀之證初但昏如霧露中行漸空中有

黑花文漸覩物成二體久則光不收遂爲廢疾葢其神水漸散而又散終而盡散故也初漸之次宜以千金磁硃丸主之鎮墜藥也石斛夜光丸主之補益藥也益陰腎氣丸主之壯水藥也有熱者滋陰地黃丸主之此病最難治餌服上藥必要積以歲月必要無饑飽勞役必要驅七情五賊必要德性純粹庶幾易効不然必廢廢則終不復治久病光不收者亦不復治一證因爲暴怒神水隨散光遂無收初漸之次此一得永不復治之證也又一證爲物所擊而神水散如暴怒之證亦不復治俗名爲青盲者是也世病者多不爲審察曰目昏無傷始不經意目病已成世醫亦不識只曰熱之所致竟以凉藥投之殊不知凉藥

傷胃況不知凉爲秋爲金肝爲春爲木凉藥傷肝往往致廢然後已病者猶不以藥爲非而委之曰命也醫者猶不自悟其藥而贅之曰病拙吁二者若此罪將誰歸予屢見也故兼陳凉藥之悞

六血氣不分混而遂結之病即痰核

輕清圓健者爲天故首象天重濁方厚者爲地故足象地飄騰往來者爲雲故氣象雲過流循環者爲水故血象水天降地升雲騰水流各宜其性故萬物生而無窮反此則天地不降升雲水不騰流各不宜其性矣陽平陰秘氣行血隨各得其調故百骸理而有餘反此則陰陽不平秘氣血不行隨各不得其調矣

故曰人身者小天地也難經曰血爲榮氣爲衛榮行脉中衛行脉外此血氣分而不混行而不阻也明矣故如雲騰水流之不相雜也大抵血氣如此不欲相混混則爲阻阻則成結結則無所去還故隱起於皮膚之中遂爲疣病然各隨經絡而見疣病自上眼瞼而起者乃手少陰心脉足厥陰肝脉血氣混結而成也初起時但如豆許血氣衰者遂止不復長亦有久止而復長者盛者則漸長長而不已如盃如盞如碗如斗皆自豆許致也凡治在初令病者食飽不饑先汲冷井水洗眼如冰勿使氣血得行然後以左手持銅杜按眼瞼上右手纑眼皮令轉轉則疣肉已突再以左手大指按之勿令得動移復以右手持小眉刀

尖略破病處更以兩手大指甲捻之令出則所出者如豆許小黃脂也恐出而根不能斷宜更以眉刀尖斷之以井水再洗洗後則無恙要在手疾爲巧事畢須投以防風散結湯數服卽愈此病非手法決不能去倘則爲血氣初混時藥自可及病者則不知其爲血氣混也旣結則藥不能及矣必須用手法而去再以升發之藥散之藥手皆至庶幾可矣

七熱積必潰之病 卽漏睛

積者重叠不解之貌熱爲陽陽平爲常陽淫爲邪邪行則病易見易見則易治此則前篇淫熱之病也但邪深則不行不行則伏伏因伏而又伏故日漸月聚勢不得不爲積也積已久久積必

潰潰則難治難治者非不治也爲邪積久久則必潰潰猶敗也其病隱澀不自在稍覺眊矂視物微昏內眥開竅如針目按之則沁沁膿出有兩目俱病者有一目獨病者目屬肝內眥屬膀胱此蓋二經積邪之所致也故曰熱積必潰之病又曰漏睛眼者是也竹葉瀉經湯主之大便不鞕者減大黃爲用蜜劑解毒丸主之不然藥悞病久終爲枯害矣

八陽衰不能抗陰之病 卽雀目

或問曰人有晝視通明夜視罔見雖有火光月色終爲不能覩物者何也答曰此陽衰不能抗陰之病諺所謂雀盲者也問曰何以知之答曰黃帝生氣通天論曰自古氣之通天者爲生之

本天地之間六合九州之內其氣無不共貫人身九竅五臟十二節皆通乎天氣文曰陰陽之氣在人平旦陽氣生日中陽氣隆日西陽氣虛氣門乃閉文曰陽不勝其陰則五臟氣虛九竅不通故知也問曰氣何以辨其陽耶答曰凡人之氣應之四時者春夏爲陽也應之一日者平旦至昏爲陽也應之五臟六腑者六腑爲陽也問曰陽何爲而不能抗陰也答曰人之有生以脾胃中州爲主靈蘭秘典曰脾胃者倉廩之官在五行爲土土生萬物故爲陽氣之原其性好生惡殺遇春夏乃生長遇秋冬則斂藏或有憂思恐怒勞役饑飽之類過而不節皆能傷動脾胃脾胃受傷則陽氣下陷陽氣下陷則五臟六腑之中陽氣皆

衰陽氣既衰則五臟六腑之中陰氣獨盛陰氣既盛故陽不能抗也問曰何故夜視罔見答曰目爲肝肝爲足厥陰也神水爲腎腎爲足少陰也肝爲木腎爲水水生木蓋亦相生而成也況怒傷肝恐傷腎肝腎受傷亦不能生也晝爲陽天之陽也晝爲陽人亦應之也雖受憂思恐怒勞役饑飽之傷而陽氣下陷遇天之陽盛陰衰之時我之陽氣雖衰不得不應之而升也故猶能晝視通明夜爲陰天之陰也夜爲陰人亦應之也既受憂思恐怒勞役饑飽之傷而陽氣下陷遇天之陰盛陽衰之時我之陽氣既衰不得不應之而伏也故夜視罔見問曰何以爲治答曰鎮陰升陽之藥決明夜靈散主之問曰病見富貴者乎貧賤

者乎。答曰。憂思恐怒。勞役饑飽。貧賤者固多。富貴者亦不能無之也

九陰弱不能配陽之病 即視一爲二

五臟無偏勝。虛陽無補法。六府有調候。弱陰有強理。心肝脾肺腎各有所滋生。一臟或有餘。四臟俱不足。此五臟無偏勝也。或浮或爲散。是曰陽無根。益之欲令實。翻致不能禁。此虛陽無補法也。膀胱大小腸三焦膽包絡。俾之各有主。平秘永不危。此六腑有調候也。衰弱不能濟。遂使陽無禦。反而欲匹之。要以方術盛。此弱陰有強理也。解精微論曰。心者五臟之專精。目者其竅也。又爲肝之竅。腎生骨。骨之精爲神水。故肝木不平。内挾心火。

爲勢妄行火炎不制神水受傷上爲內障此五臟病也勞役過多心不行事相火代之五臟生成論曰諸脉皆屬於目相火者心包絡也主百脉上榮於目火盛則百脉沸騰上爲內障此虛陽病也膀胱小腸三焦膽脉俱循於目其精氣亦皆上注而爲目之精精之窠爲眼四腑一衰則精氣盡敗邪火乘之上爲內障此六腑病也神水黑珠皆法於陰白眼赤脉皆法於陽陰齊陽侔故能爲視陰微不立陽盛卽淫陰陽應象大論曰壯火食氣壯火散氣上爲內障此弱陰病也其病初起時視覺微昏常見空中有黑花神水淡綠色次則視岐覩一成二神水淡白色可爲冲和養胃湯主之益氣聰明湯主之千金滋硃丸主之右

斛夜光丸主之。有熱者。瀉熱黃連湯主之。久則不覩。神水純白色。永爲廢疾也。然廢疾亦有治法。先令病者以冷水洗眼如冰氣血不得流行爲度。用左手大指次指按定眼珠。不令轉動。次用右手。持鼠尾鍼。去黑睛如米許。針之令入。白睛甚厚。欲入甚難。必要手準力完。重針則破。然後斜回針首。以針刃刮之。障落則明。有落而復起者。起則重刮。刮之有至再三者。皆爲洗不甚冷。氣血不凝故也。障落之後。以綿裹黑豆數粒。令如杏核樣。使病目重閉。覆眼皮上。用軟帛纏之。睛珠不得動移爲度。如是五七日。纔許開視。視勿勞也。亦須服上藥。庶幾無失。此法治者五六。不治者亦四五。五臟之病。虛陽之病。六腑之病。弱陰之病。四

者皆爲陰弱不能配陽之故障學者愼之

十心火乘金水衰反制之病（即抱輪紅）

天有六邪風寒暑濕燥火也人有七情喜怒悲思憂恐驚也七情內召六邪外從從而不休隨名見病此心火乘金水衰反制之原也世病目赤爲熱人所共知者也然不審其赤分數等各治不同有白睛純赤如火熱氣炙人者乃淫熱反尅之病也治如淫熱反尅之病有白睛赤而腫脹外瞼虛浮者乃風熱不制之病也治如風熱不制之病有白睛淡赤而細脈深紅縱橫錯貫者乃七情五賊飢飽勞役之病治如七情五賊飢飽勞役之病有白睛不腫不脹忽如血貫者乃血爲邪勝凝而不行之病

也治如血爲邪勝凝而不行之病有白睛微變青色黑睛稍帶白色白黑之間赤環如帶謂之抱輪紅者此邪火乘金水衰反制之病也或因病久抑欝不舒或寒凉過服或因內多房勞皆能內傷元氣元氣一虛心火亢盛故火能尅金金乃手太陰肺白精屬肺水乃足少陰腎黑睛屬腎水本尅火水衰則不能尅反受火制故視物不明昏如霧露中或睛珠高低不平其色如死甚不光澤赤帶抱輪而紅也口乾舌苦眵多羞澀稍有熱者還陰救苦湯主之黃連羊肝丸主之川芎决明散主之無口乾舌苦眵多羞澀者助陽活血湯主之神驗錦鳩丸主之萬應蟬花散主之有熱無熱俱服千金磁硃丸鎮墜心火滋益腎水榮

養元氣自然獲愈也噫夫之六邪未必能害人也惟人以七情名之而致也七情弗名六邪定從反此者欲其無病奚可得哉

十一内急外弛之病 卽倒睫

陰陽以和爲本過與不及病皆生焉急者緊縮不解也弛者寬縱不收也緊縮屬陽寬縱屬陰不解不收皆爲病也手太陰肺爲辛爲金也主一身皮毛而目之上下瞼之外者其屬也手少陰心爲丁手太陽小腸爲丙丙丁爲火爲表裏故分上下而目之上下瞼之内者其屬也足厥陰肝爲乙乙爲木其脉循上瞼之内火其子也而與心合心肝小腸三經受邪則陽火内盛故上下瞼之内緊縮而不解也肺金爲火尅則受尅者必衰衰則

陰氣外行故目之上下瞼之外者寬縱而不收也上下瞼既內急外弛而瞼毛皆倒刺裏睛既受刺則目赤生翳此翳者睛受損也而目所病者皆具如羞明沙澀畏風怕日沁爛或痛或癢生眵流淚等證俱見有用藥夾施於上瞼之外者欲弛者急急者弛瞼毛無倒刺之患者非其治也此徒能解戹於目前而終復其病也何則爲不審過與不及不能除其病原也宜治以手法當攀出內瞼向外速以三稜針刺撥出血以左手大指甲迎其針鋒後以黃芪防風飲子主之無比蔓荊子湯主之決明益陰丸主之菊花決明散主之嗜鼻碧雲散亦宜兼用如是則緊縮自弛寬縱漸急或過不及皆復爲和夾治之法幸勿施也徒

爲苦耳。智者宜審此

十二奇經客邪之病 卽攀睛

人之有五臟猶天地之有五嶽也。六腑者猶天地之有四瀆也。奇經者猶四瀆之外別有江河也。奇經客邪。非十二經之治也。十二經之外。別有治奇經之法也。繆刺論曰。邪客於足陽蹻之脉。令人目痛。從內眥始。啟玄子。王冰註曰。以其脉起于足。上行至頭而屬目內眥。故病令人目痛。從內眥始也。鍼經曰。陰蹻脉入鼽。屬目內眥。合于太陽陽蹻而上行。故陽蹻受邪者。內眥卽赤。生脉如縷。縷根生瘀肉。瘀肉生黃赤脂。脂橫侵黑睛。漸蝕神水。此陽蹻爲病之次第也。或兼銳眥而病者。以其合於太陽。故也銳眥者手太陽小腸之脉也銳眥之病必輕於內眥者蓋枝蔓所傳者少而正受之者必多也俗呼爲攀睛即其病也還陰救苦湯主之撥雲退翳丸主之梔子奇勝散主之萬應蟬花散主之磨障靈光膏主之消翳復明膏主之朴消黄連蘆甘石泡散主之病多藥不能及者宜治以手法先用冷水洗如針內障眼法以左手按之勿令得動移略施小眉刀尖剔去脂肉復以冷水洗淨仍作前藥餌之此治奇經客邪之法也故并置其經絡病始

十三爲物所傷之病

養之固者則八風無以窺其隙本之密者則五臟何以受其邪

故生之者天也名之者人也雖生弗名莫能害也爲害不已名之甚也生氣通天論曰風者百病之始也淸淨則肉腠閉拒雖有大風苛毒莫之能害陰陽應象大論曰邪風之至疾如風雨故善治者治皮毛夫肉腠固皮毛密所以爲害者安從來也今爲物之所傷則皮毛肉腠之間爲隙必甚所傷之際豈無七情內移而爲衛氣衰憊之原二者俱名風安不從故傷於目之上下左右者則目之上下左右俱病當總作除風益損湯主之傷於眉骨者病自目系而下以其手少陰有隙也加黃連除風益損湯主之傷於額者病自抵過而上傷於耳中者病自銳眥而入以其手太陽有隙也加柴胡除風益損湯主之傷於額交巔

耳上角及腦者病自內背而出以其足太陽有隙也加蒼朮除
風益損湯主之傷於耳後耳角耳前者病自客主人之穴斜下
傷於額者病自銳背而入以其手少陽有隙也加枳殼除風益
損湯主之傷於頭角耳前後及目銳背後者病自銳背而入以
其足少陽有隙也加龍膽草除風益損湯主之傷於額角及巔
者病自目系而下以其足厥陰有隙也加五味子除風益損湯
主之諸有熱者更當加黄芩兼服加減地黄丸傷甚者須從權
倍加大黄瀉其敗血六節藏象論曰肝受血而能視此益滋血
養血復血之藥治其本也文有物暴震神水遂散更不復治故
并識之於此

十四傷寒愈後之病

傷寒病愈後或有目復大病者以其清陽之氣不升而餘邪上走空竅也其病癮澀赤脹生翳羞明頭腦骨痛宜作羣隊升發之劑餌之數服斯愈傷寒論曰冬時嚴寒萬類深藏君子固密不傷於寒觸冒之者乃名傷寒其傷於四時之氣者皆能爲病又生氣通天論曰四時之氣更傷五臟五臟六腑一病則濁陰之氣不得下清陽之氣不得上今傷寒時病雖愈濁陰清陽之氣猶未來復濁陰清陽之氣未復餘邪尚熾不休其走上而爲目之害也是以一日而愈者餘邪在太陽二日而愈者餘邪在陽明三日而愈者餘邪在少陽四日而愈者餘邪在太陰五日

而愈者餘邪在少陰六日而愈者餘邪在厥陰七日而復是皆清陽不能出上竅而復受其所害也當爲助清陽上出則治以人參補胃湯主之羌活勝風湯主之加減地黃丸主之嗜鼻碧雲散亦宜用也忌大黃芒硝苦寒通利之劑用之必不治

十五强陽摶實陰之病

强者盛而有力也實者堅而內充也故有力者强而欲摶內充者實而自收是以陰陽無兩强亦無兩實惟强與實以偏則病內摶於身上見於虛竅也足少陰腎爲水腎之精上爲神水手厥陰心包絡爲相火火强摶水水實而自收其病神水緊小漸小而又小積漸之至瞳仁竟如菜子許又有神水外圍相類蟲

饉者然皆能覩而不昏但微覺眊矂羞澀耳·是皆陽氣强盛而搏陰陰氣堅實而有禦雖受所搏終止於邊鄙皮膚也內無所傷動治法當抑陽緩陰則愈以其强耶故可抑以其寔耶惟可緩而不宜助助之則反勝抑陽酒連散主之犬抵强者則不易入·故以酒爲之導引欲其氣味投合·入則可展其長此反治也·還陰救苦湯主之療相火藥也亦宜用嗐鼻碧雲散然此病世亦罕見·醫者要當識之

十六亾血過多之病

六節藏象論曰·肝受血而能視宣明五氣篇曰·久視傷血氣厥論曰·膽移熱於腦·則辛頞鼻淵傳爲衄衊瞑目繆刺論曰冬刺

經脉血氣皆脫令人目不明由此推之目之爲血所養明矣手少陰心生血血營於目足厥陰肝開竅於目肝亦多血故血亡目病男子衄血便血婦人產後崩漏亡之過多者皆能病焉其爲病睛珠痛珠痛不能視羞明癮澀眼睫無力眉骨太陽因爲酸痛當作芎歸補血湯主之當歸養榮湯主之除風益損湯主之滋陰地黃丸主之諸有熱者加黃芩婦人產漏者加阿膠脾胃不佳惡心不進食者加生姜復其血使有所養則愈然要忌鹹物宣明五氣篇曰鹹走血血病無多食鹹是忌

十七瘢疹餘毒之病

東垣李明之曰諸瘢疹皆從寒水逆流而作也子之初生也在

母腹中。母呼亦呼。母吸亦吸。呼吸者陽也。而動作生焉。饑食母血。渴飲母血。飲食者陰也。而形質生焉。陰具陽足。十月而降。口中惡血。因啼即下。却歸男子生精之所。女子結胎之處。命宗所謂玄牝玄關者也。此血僻伏。而不時發。或因乳食內傷。或因濕熱下溜。營氣不從。逆於肉理。所僻伏者。乃爲所發。初則膀胱壬水。夾脊逆流而尅小腸丙火。故頸項以上先見也。次則腎經癸水。又尅心火。故胸腹以上次見也。終則二火熾盛。反制寒水。故胸腹以下後見也。至此則五臟六府皆病也。七日齊。七日盛。七日謝。三七二十一日而愈者。七日爲火數故也。愈後或有疽病瘡者。是皆餘毒尚在。今其病目者亦然。與風熱不制之病。稍同而異總以羚羊角散主之便不鞕者減硝黄未滿二十一日而病作者消毒化癍湯主之此藥功非獨能於目益專於癍者之藥也不問初起已著服之便令消化稀者則不復出方隨四時加減

十八深痡爲害之病

衛氣少而寒氣乘之也元氣微而飲食傷之也外乘内傷釀而成之也父母以其純陽耶故深冬不爲裳父母以其惡風耶故盛夏不解衣父母以其數饑耶故乳後强食之父母以其或渴耶故乳後更飲之有爲父母愚戇者又不審其寒暑飲食過寒而不爲煖暑而不能凉飲而不至渴食而不及飢而小兒幽玄

銜默抱疾而不能自言故外乘內傷因循積漸釀而成痾也瀉而易饑能食而瘦腹脹不利作誓誓聲自遠不治遂生目病其病生翳瞭閉不能開眵淚如糊久而濃流竟枯兩目何則爲陽氣下走也爲陰氣反上也治法當如陰陽應象大論曰清陽出上竅濁陰出下竅清陽發腠理濁陰走五臟清陽行四肢濁陰歸六腑各還其原不反其常是其治也當作升陽降陰之劑茯苓瀉濕湯主之升麻龍胆草飲子主之此藥非獨於目并治以上數證然勿緩緩則危也爲父母者其慎諸

五輪八廓定位之圖

左目屬陽陽道順行　　右目屬陰陰道逆轉

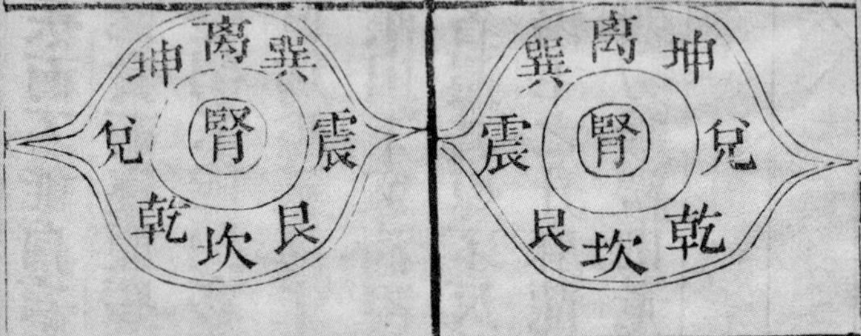

五輪歌括

肝屬風輪號木形　肉輪屬土乃脾經
水輪腎水瞳神也　肺主秋金白氣輪
兩眥血輪心是火　五輪合應五行分

八廓歌括

乾肺大腸傳送廓　坎腎旁胱津液塲
命門上焦會陰艮　胆肝淸淨震之方
肝絡中焦巽養化　小腸離火心包陽
腎絡下焦關泉兌　坤脾水穀胃爲腸

本集所定配合丹藥純是取氣而不用質並無砒硇刼覇之藥雖曰見功遲緩免無傷氣傷血之患智者自然鑒辨今將藥味按合九宮八卦八卦者乾坎艮震巽離坤兑也九宮者戴九履一左三右七二四爲肩六八爲足五在中宮是也乾三連爲天坤六斷爲地震仰盂爲雷艮覆碗爲山離中虛爲火坎中滿爲水兑上鈌爲澤巽下斷爲風凡卦象之中各加一豎如乾三連中加一直爲王坤六斷中加兩豎爲非合☲平☶非☱半☰王☴元☳非☷非☵朱卦數合離九艮八兑七乾六巽四震三坤二坎一能明斯理則是科之丹方悉矣配而用之無不得心應手予集雖五卷放之須彌收之芥子方在精而不在多其味無窮皆取實學知音者自能得之

九宮八卦居位之圖

諸丹藥分兩

定八卦九宮

春	夏	四季	秋	冬
肝木	心火	土 脾胃	肺金	腎水
風輪	血輪	肉輪	氣輪	水輪
黑睛	大小眥	上下瞼	白睛	瞳神
氣不和・昏暗・黑花・頭痛・多翳膜・蟖睛・或陷・冷淚	氣不和・昏熱・腫痛・兩眥赤・爛・生浮翳・血灌瞳神	氣不和・眼胞腫起・弦爛・胬肉・或瞼瞓・偷針・卷毛	氣不和・白睛腫起・多瘀肉・滯血・白膜侵睛・冷眵	氣不和・瞳青綠・視物若堆烟・太陽如水花・冷淚

天宮

五汁甘石乙兩有法	白丁香淨爲末五分	枯礬乙錢
辰砒飛過貳錢	海螵蛸五分	松花甘石火煆淬水飛過
射香五厘	六和甘石四錢	殭蚕隔紙焙研貳分

水宮

月石貳錢	白硃砂六錢有法	沙牛三隻烘研
破丹卽米茅草根燒灰五厘	六和甘石乙兩有法	開丹五分有法
硃砂三錢		巴豆去皮油三厘

山宮

雄黃乙錢	氷片五分	磁石四錢有法
麝香五分	硃砂二錢	硼砂二錢
蟾丹五錢有法	白蜜四兩煉	白丁香三分

雷宮

仙人丹即木賊艸炭五厘	乳汁不拘多少	鷄丹即過路黃荆燒灰五厘
青塩乙分	月石乙兩二錢	梅片五厘
蟾丹乙兩二錢	珍珠二錢	白蜜不拘多少許

風宮

蘇木 五錢

白丁香 二錢

蕤仁霜 五錢

紅花 三錢

六和甘石 二錢

海螵蛸 二錢

龍骨 火燒飛過 三錢

胆礬 二分

防風 乙錢

火宮

靈藥 五錢 有法

保神丹 乙錢 有方

黃柏 乙錢

白丁香 乙錢

熊胆 一錢八分

月石 三錢

石灰 濾汁一碗

珊瑚 二錢

白芍 乙錢

地宮

梅片五分	白芨二錢	火酒乙錢
水晶二錢	血竭乙錢	白牽牛爲末二錢
棚棚梗即木籠篨煎汁一碗	胆凡五分	薄荷乙錢

澤宮

乳香乙錢	輕粉乙錢	蟾酥一粟子大
琥珀二錢	國丹飛過調桃紅色	蓖仁去油皮三錢
明礬乙錢		銅綠

法製煉藥第一用羊腦甘石火煆淬水飛過名曰松花甘石

製六和甘石法

用松花甘石不拘多少入爐火中煆紅淬入藥水內以本藥水渾過煮乾再入陽城罐內盖好將文武火煉一炷香取起淬入童便內如此三次再入火內煉三炷香取起聽用

煎藥水方　每甘石乙兩各味藥用乙錢煎水淬

川連　苦參　白菊花　連翹　川芎

製靈藥法

用黑鉛六錢　水銀三錢　硼砂一錢六分又名月石　牙硝一錢

先以硝硼研細並水銀入鉢內同研將鉛化開傾入鉢內速

研極細聽用

製白硃砂法

用飛薄細磁器，不拘多少，入火内煆紅，淬入白菓挑破外皮取自然汁，再入火煆，又淬入自然汁内，如此二十一次，取起研極細，再入雞蛋殼内封固，以雞抱之，俟小雞出爲度

製磁石法

用磁石要吸鐵者火煆紅，淬入醋内，如此七次，取出水飛過聽用，以清水飛過，澄清煮乾

製薺丹法

用野荸薺搗爛取汁研粉，再用猪胰，不用子，用針挑去筋膜，共

搗成磈陰乾聽用

製五汁甘石法

用前保神丹甘石.先以黃連煎汁煮乾.蘄艾煎汁煮乾.再以薄荷煎汁煮乾.又用白菊花煎汁煮乾.生姜搗汁煮半次.又以蘄艾燒烟薰炙乾聽用

製開丹法

用松花甘石三兩.火煅燒酒淬五七次.白砒乙兩五錢.入銀罐內燒紅.以燒酒淬入.乾則再加燒酒淬.如此煉九次.取起.以甘砒二樣同研.再入銀罐內煉紅.淬入燒酒.速將快子攪.不然節燒了.煉乾.又將燒酒加入九次.取起聽用

製保神丹

將製過王三·不拘多少·入淨銀罐內·蓋好·四圍武火煉一炷香·取出淬入斗九汁內·所餘之汁濾去·再入非四·覆入銀罐再煉再淬·以汁乾爲度·再加武火煉二炷香·取起研極細·聽用

保神丹乙兩·內加

熊膽乙錢　元明粉一錢六分　月石乙錢　冰片五厘　射香三厘

黃丹乙錢調色

配合諸丹

八寶丹久點能治諸般翳障

米五　求四　米九　斗六　元七　斗一　求五　求七
米二　平三　半七　非七　半三　平五　非二
共研細用
保眩丹專治爛眩風眼等症
王二　米六　求三　求二　求九
共研細用
磨風膏能治一切諸般目疾
米五　求六　斗三　斗八
共研成膏
三白丹能治一切紅瘴星翳胬肉蜆肉等症

非九　非三　平九　共研爲細末用

清凉散能治一切暴風客熱熱淚如湯及火眼紅赤腫痛

米五　斗五　求七　非二　半五

共爲細末用

撥雲散能點諸般翳障白障多用

平二　元五　斗七　元三　米四　斗二　斗四　斗三

王六　米七　共爲細末用

開源丹能開老障發紅腫痛點得瘴浮擯點

米三　王九　王八　元三

共研爲末不可多點

退雲丹專治痘後餘毒翳障
王七　米二　元五　平三　共研爲末用
止淚丹能點一切冷淚不止
平七　王五　氺九　共爲細末
補漏丹專治一切流膿流血之症
王四　半九　非五　半二　共爲末用
起睫膏每日搽眼外上泡則睫毛自起
非六　元九　元二　平四　共煉成膏
一仙丹能治諸般老瘴不可多點
元四　米八　求八　共爲末用

蕤仁膏能治細系赤脉

元六　半四　共研以艾烟薰過再研細聽用

調汁膏能治爛弦翳瘴等症

元八　平六　非八　平八　半六　非一　半八

共爲末用乳汁浸蒸紬袋濾去渣雞毛點

墨璧丹能治諸般障翳

王一　平一　元一　半五　求一

共搗成膏放在銅鍋內用火煉成黑色以訶子四五個煎汁去渣將煉成黑色藥淬入訶子汁內煮乾取起研末仍將煉蜜調用

洗眼諸方

神仙膏　能洗一切內外諸障

當歸二錢　沒藥二錢　血竭　硼砂　冰片　射香　牙硝

白丁香　乳香各五分　黃連三錢　銅綠乙兩五錢為衣

共為細末熬黃連水和丸如鷄頭實大每用井水半盞浸一丸用可洗四五次重症不過一月輕症半月冷淚三日即效

洗爛弦風赤眼方

苦參四錢　五倍子　荆芥　防風　黃連各三錢　銅綠五分

共為細末以薄荷煎湯為丸如彈子大用時以滚水化開洗目每日三次立愈

草泡散　治風熱諸症

滑石　黃連　胆草　歸尾　杏仁去皮尖　赤芍

共爲末洗眼聽用

吹鼻

碧玉散　治一切內外障症

羌活　防風　荆芥　細辛　白芷　薄荷　川芎各一錢　石羔三錢

青黛三錢　化硝三錢　鵝不食草三兩　蔓荆子一錢　共爲末吹鼻一日三次

通開散

鵝不食草四錢　雄黃二錢　川芎錢半　白芷錢半　皂角錢半　細辛八分

薄荷一錢　共爲末吹鼻

眼科需用內外障諸方頗繁而業是科者何嘗用及若必定以一証一方眞如滄海茫茫使人無所適從玆予所採諸方刪繁就簡凡遇目患先認定經絡爲主經絡旣明宜溫宜凉宜瀉宜補隨手拈來無不合法左之右之千變萬化無不應手矣今用湯頭歌括者未能免俗也

第一 淫熱反克之症 當與天行赤熱証 暴風客熱証 火脹大頭証 腫脹如盃証 瞼硬睛疼証 同看方同用

芍藥淸肝湯 白朮芎 石膏 羌桔滑荆風 柴前 知母黃芩 草 硝黃 梔薄 逆則攻

黃連花粉丸薄荷 連翹梔子菊花多 川芎黃芩與黃柏

滴朮成丸五十顆

搐鼻碧雲散　鵝兒不食草　川芎青黛加　先噙水滿口

原本通氣利中丸　龍腦黃連膏　蕤仁春雪膏皆可刪

驅風散熱飲子歸　大黃赤芍與山梔　羌防芎薄翹牛旁

甘草煎熬火眼宜

散熱消毒飲子連　羌防芩薄牛旁先　能散風毒消腫脹

連翹加入病可全

第二風熱不制之症當與怕熱羞明証　左右偏頭風証

凝脂翳証　瘀血貫睛証　血貫瞳仁症同看方同用

勝風湯內柴爲君　白朮川芎枳殼芩　荊風桔草羌獨活

白芷前胡薄荷親凡見目紅目翳從上而下者加倍柴胡黃連從下而上者加五味木通從外入內者加龍胆草藁本從大眥走出者加蔓荊子蒼朮

明目細辛湯藁歸羌防芎芥桃仁隨麻黃生地蔓荊子

川椒白茯紅花推

決明益陰知柏連二決明兮歸尾先羌獨防芩五味草

七情急弛亦可全

川芎茶調散荊防辛芷薄荷甘草羌目昏鼻塞風攻上

正偏頭痛悉平康

羌活芎藁湯治太陽經頭痛風夜熱惡寒麻黃桂枝防杏仁夏芷陳芎芩甘艸

柴芎湯治少陽經頭痛風寒熱而嘔少陽柴細蔓荷芩夏芷陳芎芩甘艸

蒼朮湯　治太陰經頭風痛腹滿不食並腹痛　太陰升麻蒼枳芍夏芷陳芎苓甘艸

吳茱萸湯　治厥陰經頭風痛四肢厥冷嘔吐痰涎　厥陰吳萸參可用夏芷陳芎苓甘艸

升麻芷葛湯　治陽明經頭風痛身熱口渴　陽明乾葛薄荷升夏芷陳芎苓甘艸

細辛湯　治少陰經頭風痛四肢厥冷欲寢者　少陰獨活加細辛夏芷陳芎苓甘艸

以上六方各隨經絡必然應手稍不明經絡即服川芎茶調散

宣明丸是歸芍芎　黃連黃芩大黃同　更有生地薄荷等

瘀血赤貫並熱壅

分珠散有槐花芷　荊芩龍胆當歸尾　甘艸梔仁赤芍地

瘀血開導並用奇

四順清涼飲子芍　芎歸芩連　羌風着　胆賊二草生熟軍

柴桑車前甘枳殼

第三七情五賊飢飽勞役之症當與痛如鍼刺証　蟹睛証

花翳白陷証　棗花翳証　黃膜上衝証同看方同用

柴胡復生治七情　芎薄桔草五味芩　蔓荊蒼藁羌獨活

睛痛陷下芎芷芩

黃連羊肝丸　決明益陰丸

當歸養營芍藥芎　熟地還加羌芷風　七情下陷珠疼痛

養血祛風有美功

助陽活血歸草芪　防風白芷蔓荊隨　柴胡升麻通肝胃

抱輪無力皆能醫

滿陷湯有芎歸芪　芍地　穀精桑白皮　枸杞龜膠夏枯草
七情下陷甘草宜
加減生熟地黃歸　羌防枳　膝　杏仁隨　肝腎兩虛兼風熱
毒積上攻暴亦宜
八正車前與瞿麥　扁蓄滑石山梔仁　大黃木通燈甘草
目痛如針效如神
洗肝散用四物湯　木賊蒺藜蘇木羌　蟬蛻紅花防薄菊
松絲甘根煎濃湯花翳
撥雲湯內細辛風　生姜柴葛荆藁　芎　歸　升知柏羌　芪草
蟹睛頭痛有奇功　皮急緊小同用

瀉肝湯用地骨皮　元参明粉大黃宜　知母茺蔚車前子

蟹睛寔痛亦可除

羌活除翳歸地芎　麻黃荊芥薄荷同　知柏椒藁防風細

從上而下太陽風

通脾瀉胃防車前　大黃赤芍知元芩參　天冬麥冬石膏煉

黃膜上衝懸明湯　凡陽明症皆可用

第四　血爲邪盛凝而不行之症　當與白珠俱靑證

色似胭脂証　赤絲虬脉証　狀若魚泡症　症同看方各用

川芎行經柴爲君　白芷芩歸枳殼臣　荊防桔草羌獨活

薄荷紅花並蔓荊

[illegible]後集

消凝大丸子歸芎桔藁翹芩羌薄風滑石石膏荆芥木

眵多沙澀梔子攻

還陰救苦升蒼桔芎稿羌防柴細辛知柏翹草黃連地

胆草紅花歸尾芩方此白珠俱青宜用

退紅散內桑丹皮桔草芩芍花粉宜瓜蔞仁並當歸尾

清肺散血莫遲疑此方格外奇效凡有白珠紅而害者只要頭腦不痛即用此方一二劑則愈矣

退血散用芎歸芍梔翹防荆薄荷蒺藜白芷甜亭藶

生地桑皮甘草和

桑白皮湯旋覆芩花粉相兼枳杏葶元參甘草防風菊

肺氣壅塞用之靈

第五　氣為怒傷散而不聚之症　當與瞳仁散大証　瞻視昏渺証

睛黃視渺証　乾澀昏花証　坐起昏花証

雲霧移睛証　螢星滿目証　神光自現証　証同看方同治

千金磁硃丸　硃一　磁二　麯四

滋陰地黃丸甘草　五味當歸酒芩炒　柴胡骨皮天門冬

枳殼人參川連炒

石斛夜光天麥冬　二地人參甘草從　膝　杏犀羚枳殼茯

草決蒺藜與川芎　五味兎絲連　菊枸　防風山藥肉蓯蓉

若加杜仲歸　知柏　便是還睛第一功

益陰腎氣丸　生熟六味加　柴胡當歸尾　煉蜜辰砂彈

三仁五子丸　酸棗柏子苡仁三　枸兎車覆五味子

加減駐景丸　當歸熟地加　車枸味楮兎　五子與川椒

歸茯熟地沉香加

第六　血氣不分混而遂結之病　痰核　土痏症　椒瘡症

粟瘡証　皆帷赤爛証　脾虛如球症

防風散結歸尾苓　蘇木紅花羌獨苓　防已芎　蒼前甘草

手法除後之靈

防風散結元參前　芍風桔芷　蒼术先　花粉黃芩土貝母

陳皮加入痰核消

清脾飲內陳藿香　梔芍芩防　薄荷相　草升　枳殼石膏煅

針挑腫脹定內康

除風清脾飲大黄芩芥知桔陳翹艮元参明粉連生地

粟瘡黄泡一服安

歸芍紅花散大黄梔風芩芷甘草將更有生地連翹等

椒瘡紅硬此爲艮

防風通聖朮芎翹大黄赤芍與芒硝羌薄歸滑炒梔子

荆麻桔草芩石膏眥帷赤爛服之大效

加減四物歸地芍荆風羌薄花粉隨苦参連翹牛旁子

脾瘡眩爛亦可爲

調脾清毒木陳翹荆風草桔茯苓調花粉薄荷牛旁子

聊復集

眼胞虛腫此能消 脾虛如球用效

第七 熱積必潰之症 漏睛証 此症無性命之憂有終身之患

竹葉瀉經湯 升柴 梔子 羌 甘草 芩連 茯 草決 並大黄

赤芍車前子 澤瀉定安康

蜜劑解毒丸 梔 杏 大黄石蜜爲丸定

漏蘆散用防風 芷 荆芥羌活刺蒺藜 桔梗藁本赤芍藥

流膿流血此方施

第八 陽衰不能抗陰之症 雀目 高風障証

決明夜靈散

補中益氣 芪朮 陳 升柴 參草 當歸身 藏府百骸通九竅

全賴脾土氣滋生
人參補胃湯　黄柏黄芪草　白芍蔓荆子　春服更加好
轉光丸中生熟地　白菊白茯防風細　川芎山藥蔓荆子
桑皮湯下爲丸記
還明散内夜明砂　蛤粉穀精井前砂　猪肝片開中滲藥
轉札煮熟食連湯

第九　陰弱不能配陽之症　覩一爲二証　視赤爲白証
視定爲動証　視物顛倒証　視正爲斜証
冲和養胃湯　升柴朮茯羌　歸芍参芪草　五味葛根防
益氣聰明湯　芍葛蔓荆草　参芪黄栢升　内障服之好

補陽湯內　歸芎四君　二地二活桂芪防陳

柴知楮實　助陽勝陰此方補陽，內經云，陰勝陽虛則先當補陽後瀉其陰，此次第治法也

連柏益陰　知母黃芩歸味防草　二活二明

雖曰補陰　不可服勤每日清晨空心先服補陽湯一劑，午後食遠次服補陽丸五十粒，臨睡再服連柏益陰丸五十丸，須得湯丸並服有效，設遇精神不足之日俱不可服，候和平如常服，先使陽氣上升。

第十　心火乘金水衰反制之病抱輪紅

菊花決明散羌防木賊草　川芎甘石膏　黃芩蔓荆子

萬應蟬花散石明羌防芎草蒼朮苓　蒺藜歸芎蛇蟬蛻

風氣赤爛緊細尋

千金磁砆丸　石斛夜光丸　還陰救苦湯　神驗錦鳩丸

第十一　內急外弛之症　倒睫捲毛証
皮急緊小証

黃芪防風飲子芩　葛根甘草細蔓荆　扶脾去濕助陽氣
捲毛倒睫此方靈
無比蔓荆湯黃芪　川連人參甘草宜　柴葛歸防細辛葉
捲毛倒睫此方醫
流氣飲內細辛風　木賊蒺藜荆子攻　玄人二參梔牛旁
川芎荆芥捲毛恭
羊肝丸子用芎歸　薄菊羌防荆芥隨　俱用三錢爲細末
黃連共研一兩之

外方宜用緊皮膏　起瞼膏

第十三　奇經客邪之病　胬肉攀睛証

雞冠蜆肉証

撥雲退翳蒺藜歸芎椒甘菊骨皮隨　薄荷花粉蛇蟬蛻

楮實蔓荊內有之　更有荊芥甘草等　黄連木賊密蒙花

梔子勝奇芎蒺藜羌防荊芥草蟬衣　蒙菊二花芩木賊

穀精草决蔓荊宜

還睛散治胬肉睛　菊芎椒草二决明　胆賊二草野麻子

楮寔蒺藜荊芥芩

磨障靈光膏　消翳復明膏

第十三　爲物所傷之症　物損眞睛証

除風益損湯　當歸芎藥防　川芎大熟地　藁本前胡艮

再視傷何處　從容審細加　傷于眉骨加黄連傷于頷傷于　耳加柴胡傷顴顳腦加蒼术傷

耳前耳后加枳壳傷頭角耳前后加龍胆草傷于額角及　巔加五味有熱加黄芩傷甚倍加大黄瀉敗血

第十四　傷寒愈後之病

人參補胃湯　歸芎　四君艮　二地並二活　柴芪　澤瀉防

升清出上竅　降濁定安康

羌活勝風湯　加減地黄丸

第十五　强與搏實陰之症　瞳仁縮小証

抑陽酒連散二防　知柏芩梔　生地黄　蔓荊二活寒水石

白芷前胡研末嘗
清腎抑陽丸 歸芍 黃連 知柏 生地黃 草决茯苓寒水石
獨活枸杞蜜丸良
還陰救苦湯 㗜鼻碧雲散
第十六 亾血過多之症 產後証 崩漏証 胎前實証
男子衂血便血過多致珠痛不能視物
芎歸 補血湯 天門二地黃 甘草 芍 牛膝 白朮防風強
四物補肝散香附 歸芍地芎草 夏枯 除風益損當歸 芍
芎地 再加 藁前防 此產後用
防風四物 陳 檳榔 歸芍地芎 荆芥良 產後虛腫並頭痛

更加草芷生地黃
保胎清火芩砂仁　四物荆芥草麴陳　其症有餘無不足
須分氣血兩家平　此治兼胎症
芎蘇散有草朮陳　麥冬乾姜白芍靈　驅風散感胎無碍
往來寒熱亦堪行　此亦兼胎症
順經湯內青陳皮　歸芎赤芍桃仁隨　蘇木紅花香附子
烏藥柴胡元參宜　此治室女不通

第七　瘫疹餘毒之症

化瘫蘇木柴細蒼藁伯　天花麴地黃　歸朮麻黃芩連卓
茱葛升陳羌防芎

瀉青丸是川芎歸 胆草大黄與山梔 更有羌活防風等
瘟疹障膜此推醫亦治直視
穀精散有荊芥穗 元參牛旁草决隨芎 菊桔胆連翹子
痘後之証此方施

第十六 深疳為害之症 疳傷症 轆轤轉關症 雙目通睛症
目閉不開証 直視症 仰視証 目劄証

茯苓瀉濕柴為君 參术川芎枳殼苓 蔓風 澤瀉羌獨活
蒼术前胡草薄親
生熟地黄丸五錢 芎歸半夏杏 胡連 地骨天麻甘 枳殼
赤苓黑豆減半丸

消疳退雲陳厚連　柴胡桔草萊菔添　蒙菊黃芩青梔子

麯蒼枳殼草決全

本事方有八子蔚葙亭膚系車杞味風菟細芩桂心杏

澤苓麥地羊肝隨青盲

寶鑑灸雀目疳眼法　小兒雀目夜不見物灸手大拇指甲

後一寸內臁橫紋頭白肉際各一炷如小麥大　疳眼灸合

谷左右手二穴各一壯如小麥大

鉤籐飲子用麻黃　人參甘草又天麻　川芎防風與全蝎

殭蚕姜引免驚惶蠬蠦

小兒初生眼不開者由産母食辛熱所致治法當以熊胆少

許蒸水洗眼一日七次

清心蓮子石蓮芩　地骨柴胡草赤苓　參芪麥冬車前子

目淚不止及崩淋

正容湯內草夏星　白附姜蚕羌防均　更有木瓜秦艽等

口眼喎邪茯神心

四卷終

五

聊復集喉齒科玉鑰全函

目錄

本科定方

咽喉口齒玉鑰全函

芝圃　國瑞

太醫新安燕亭氏汪必昌較定　男履吉汪國祥仝閱

俊名　國英

咽喉總論

夫咽喉者生於肺之上咽者嚥也主通利水谷故爲胃之系乃胃氣之通道也長一尺六寸重十兩喉者空虛主於氣息呼息出入故爲肺之系乃肺氣之通道也凡九節長一尺六寸重十二兩故咽喉雖並行其實異同也然人之一身惟咽喉之地最爲關要一氣之流行通於上下五藏六府呼吸之徑若藏府充

實肺胃平和則體安身泰一有風邪熱毒積蓄于內傳於經絡結於三焦氣血痞澁不得舒暢故令咽喉諸症種種而發苟非見症隨治則風痰愈盛熱毒日深漸至喉間緊瑣水洩不通幾何而不致殞命也大抵風之爲患好攻上而化痰者三十六症內關咽喉爲第一也

諸風秘論

多有人云無非熱症便投凉劑或悞用刀針枉喪人命者多也若識証眞先治後調理百發百中有可吐者有可下者有可發散可洗可漱者若識症未眞之時不可輕易施治如雙蛾單蛾重舌木舌重腭雙纏喉單纏喉爆骨搜牙諸症乃是惡証善疾則

易治雙松子單松子雙燕口魚口魚鱗斗底帝中落架穿頷諸
症此是善症惡疾則難治合架角架栗房瘰癧掩頸雙搭頰單
搭頰單燕口坐舌蓮花乘枕驢嘴懸癰魚腮咽瘡牙癰义喉偏
頭疼雍食肥株子諸風此是善症善疾但要認得症眞隨輕重
治之亦不可悮投凉藥若用針刀俱要逐一對症先用藥降定然
後下藥調理如此等証務在依方進藥未可速於求安則輕者
一七重者二七方可取效即信心諸藥仍須仔細詳察不可輕
忽大凡用藥自內攻出爲上策取痰攻上爲中策沉爲下策熱
重者合去內熱用藥取病歸上進藥數服攔定風熱使其攻上
不下誠爲善治若不如是則病入胃鬲間傳於心肺中轍變他

症是醫家之罪也，切宜用心詳審，慎毋輕忽焉

辨面色論

色青者，病屬肝，合散血　色黃者，病屬脾，宜消食

色赤者，病屬心，合散血清火　色白者，病屬脾，宜順氣

色黑者，病屬腎，宜滋補

以上所論五色，乃謂諸風病愈后而言，以識調理本經也

壞症須知

喉內生風莫待遲　胸中氣急主傾危　更加心脇如刀割

妻子親朋定遠離　大小便中添閉結　病人魂魄去如飛

此是本科真妙訣　敢言生死待君思　氣出無收與手散

口開直視不多時　若見此形宜速退　莫貪財帛自狐疑
翻唇魚口刀鍼悞　不日黃泉路上兒　此病亦然爲惡候
盧扁重逢也不醫

咽喉証論

咽在後主食喉在前主氣十二經中惟足太陽主表別下項餘經皆內循咽喉盡得以病之而統在君相二火喉主天氣屬肺金其變動爲燥燥則塞而閉咽主地氣屬脾土其變動爲濕濕則腫而脹皆火鬱上焦致痰涎氣血結聚於咽喉腫達於外麻痒且痛而緊是爲纏喉風紅腫于兩旁兼閉塞是爲喉痺

凡頭痛不止者屬外感宜發散乍痛乍止者屬內傷當補虛文

頭痛者非邊頭風當審之左屬風與血右屬痰熱與氣虛

論証

凡屬喉風之症預先必作寒熱甚則大便秘結小便濇赤頭痛煩渴時醫不識妄以羌活藥味投之不知羌活乃散寒邪達肌發表之品非喉科所宜用故是科所定紫正地黃散專治一切諸風無不神效誠秘方也

咽喉不治症

凡虛陽上攻者四肢厥冷上下不升降水火不旣濟腰冷不知痛痒口中痰多唇黑者不治　凡手足冷者聲音不響喉中腫爛乾痛無痰涎者不治　凡婦人產前咽喉腫痛及心頭痛而

脉浮者不治　面赤而目睛上視者不治　面色青白眼目無神咽痛音啞唇白鼻扇者不治　面黑頭自汗而鼻塞者不治　心胸緊滿吐痰不出者勿治　氣喘促四肢厥冷勿治　心中怔忡胸前紅甚舌捲面赤浮腫目斜視者不治　潮熱往來時發詀語不治　胸滿氣急不治

以上皆屬咽喉中險症凡患喉風遇有現此等症者宜詳察早囬以免後咎醫者慎之

喉口三十六症目

斗底風　又喉風　咽瘡風

魚鱗風　雙松子風　單松子風

聊復集

帝中風 雙蛾風 單蛾風
雙燕口風 單燕口風 重齶風
木舌風 重舌風 坐舌蓮花風
合架風 角架風 爆骨搜牙風
牙癰風 懸旗風 奪食風
魚口風 驢嘴風 魚腮風
雙搭頰風 單搭頰風 落架風
粟房風 瘰癧風 穿頷風
肥株子風 掩頸風 雙纏風
單纏風 偏頭風 乘枕風

外附走馬牙疳　耳防風

喉口三十六風用藥圖形要訣

斗底風圖

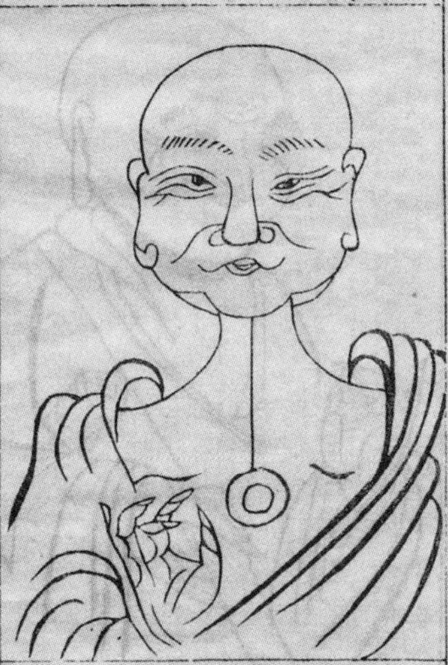

欲識人間斗底風
十分紅腫在心胸
更加痰擁咽喉內
施藥無功命必終

此証初起吞咽不下但胸前紅腫漸至結喉一時難安初起能噤水者可治先用角藥加摩風膏少許冷井水調噙取痰次開風路針三吹氷硼散四用紫地湯如病勢緊急湯水不

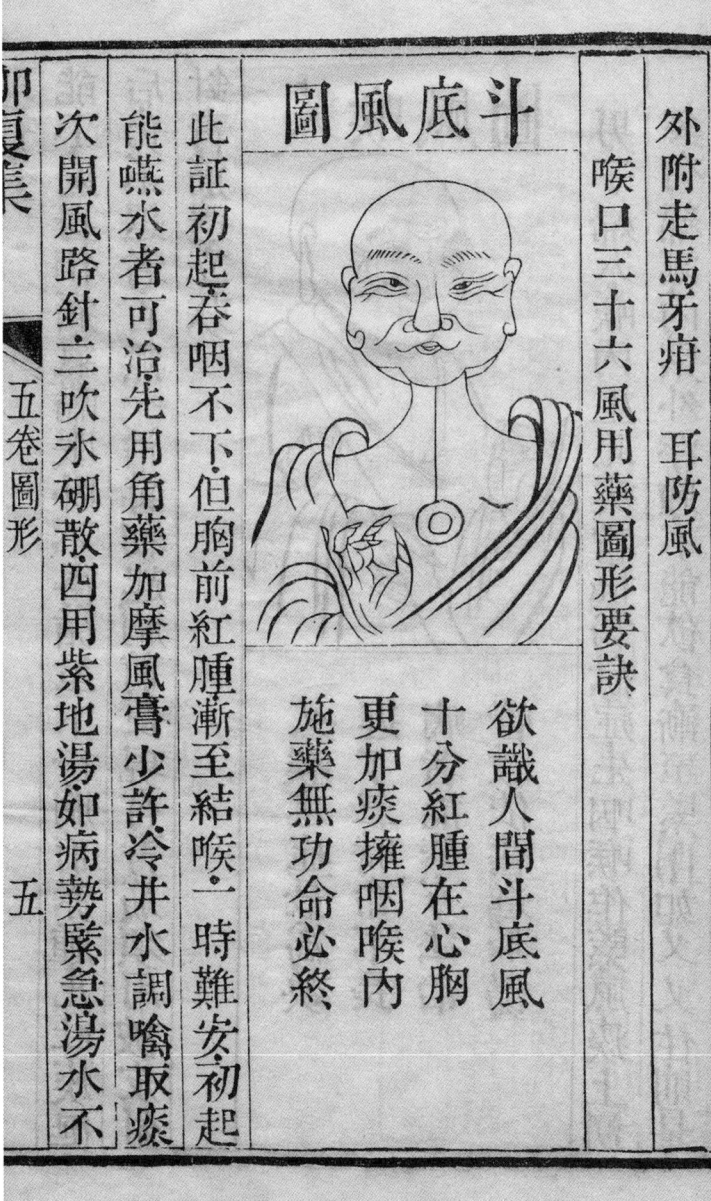

能下。遍身作痛氣喘眠卧不得循屋下行胸前赤腫凡吐痰涎
后仍不退者百無一治。每初起胸前便現有青筋須用破皮針
針青筋邊立效

叉喉風圖

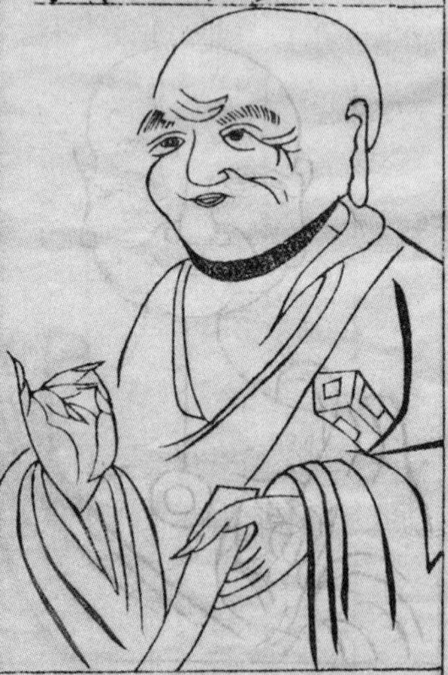

叉喉之症最爲殃
遲了三時命不長
病者能依方法治
管教依舊進茶湯

男子婦人。喉內生此疾者極爲急症。先咽喉作緊。風痰上湧
多有綿涎。內緊外浮腫。不能飲食漸至緊閉。如叉叉住則是

急症若一二日。不知治者多致殞命。宜先用氷硼散。次用風路針。三用摩風膏少許。和角藥調噙。取喉内痰涎。並用角藥敷頸外浮腫處。服紫正散。加開關散。　此病初起。喉間作緊漸至内外皆腫。甚則頭面浮大。咽關漸瑣。其患最速。宜急治之。如病勢已極。不能開關者。不治

咽瘡風圖

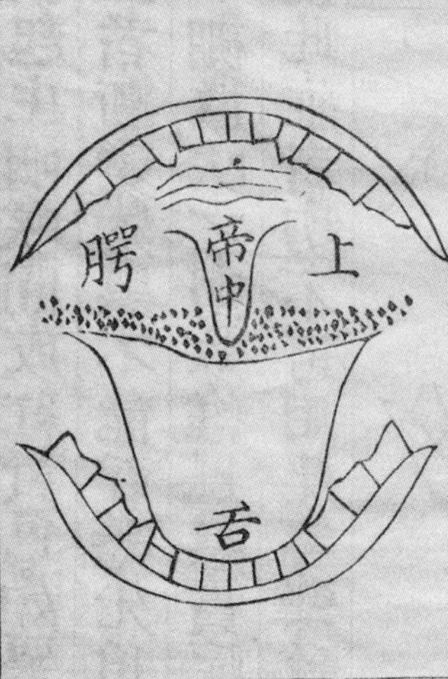

咽喉此症不爲良
黄爛成瘡作禍殃
依法頻施無效處
必然長夢入黄粱

初起生咽喉間或紅黃色。如粟形者。日久滿喉成瘡。及滿口生者。漸變紫黑。不能吞嚥。先用藥吹開風路。針服紫地散。以氷硼散吹之。即效。惟風熱實症可治。若內傷咳嗽。吐血而后發此症者。切不可用此等藥。致枉人命也

魚鱗風圖

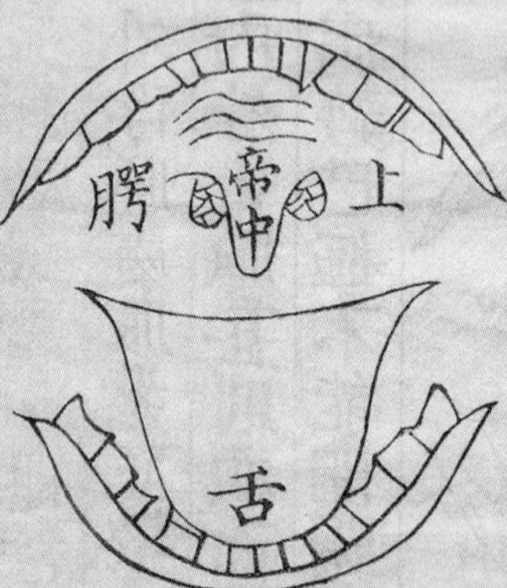

喉間忽爾患魚鱗
多有醫人識不真
識得真時須急治
变施針藥貴於頻

魚鱗生帝中之下。與松子風相似。但微腫處起白點。日久白點

成鱗其鱗向下者是先用氷硼散次開風路針三用紫地散
四用角藥加摩風膏用開關散此症極險難治治與雙松同
此症初未成鱗者尚可救治若至成鱗則飲食到喉俱作嘔
轉最難施治若內傷咳嗽而發此症萬無一治

雙松子風圖

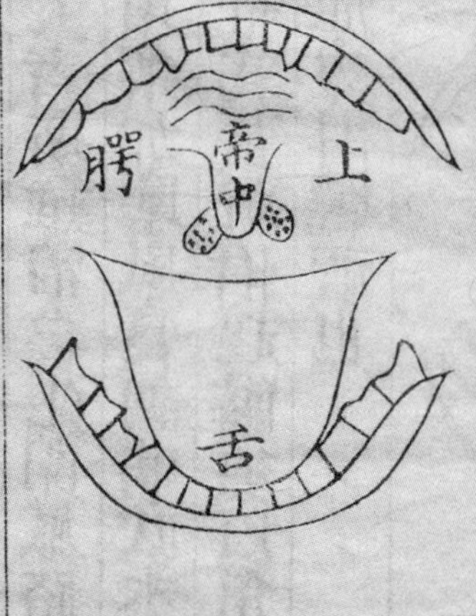

松子風生喉嚼中
逐時脹大起鱗紅
莫言此症多遭險
隨即療施亦見功

此症生靠帝中下邊初起兩邊紅紫如粟形大逐時脹腫起

鱗向上者是漸大如菉豆似松子一樣甚至黃皮裹住及有蓮子大者斯難治矣先開風路針服紫地湯加銀鎖匙開關散用角藥加摩風膏調噙吹氷硼散治與魚鱗風同二三日若轉紅爲黃就怕起鱗須以角藥頻噙勿離亦不可用刀此屬險症勿得輕視也

单松子風圖

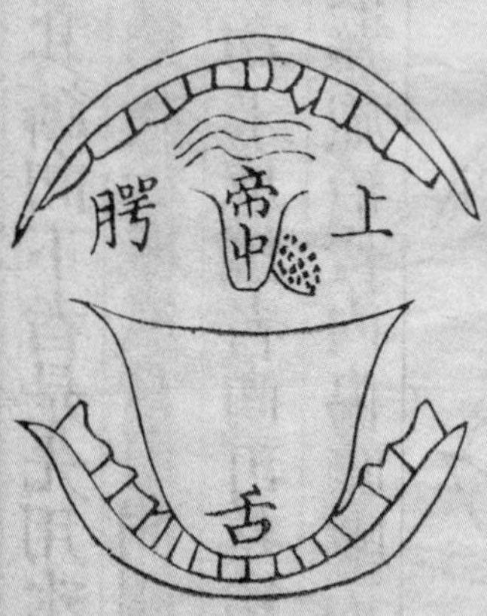

單松之症與雙松
右肺左心治法同
針藥務須依法治
自然奇效管收功

此症生靠帝中一邊紅腫者是左屬心右屬肺不可用刀治與雙松子同惟生左者加丹皮赤芍右者加桔梗連翹

帝中風圖

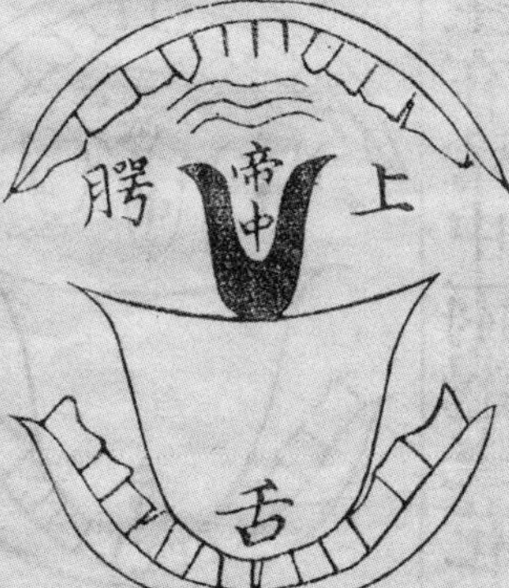

時人忽患帝中風
角藥頻噙自見功
若遇庸工無識輩
針刀悞用命隨終

此症帝中紅腫日久漸出來不能吞嚥竟有帝中長出寸許攔腰爛去半節者仍爲無害只依法治之自然見效治宜先以角藥取痰次開風路針三吹冰硼散四服紫地散切不可

用刀。如帝中黑爛。一時難治。冰硼散俱不可用。宜用神功丹。

若悞用刀。卽死不治

雙蛾風圖

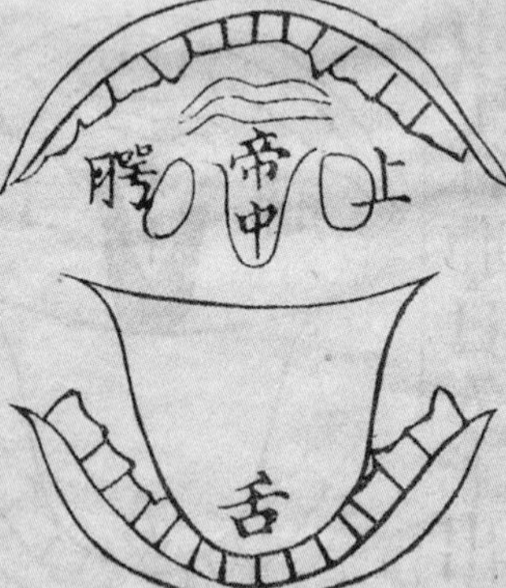

乳蛾紅腫在喉間
病者求全也不難
角藥頻施兼服藥
敢言病者解愁顏

此症生在帝中兩邊。三花相對。形似乳頭。紅而且痛。不可用刀。先要角藥入摩風膏少許。井水調勻。用鵝毛翎挑入喉間⿸疒卿毒上。令病者口閉噙良久。滿口痰來。吐出後。如⿸疒卿毒似蓮子樣用消蘆散加江子七粒去殼打碎熏患處如薰破後只用氷硼二味散如癤毒似紙面仍吐痰後只用三味藥吹不必再加江子次用風路針後用紫地散自然取效

單蛾風圖

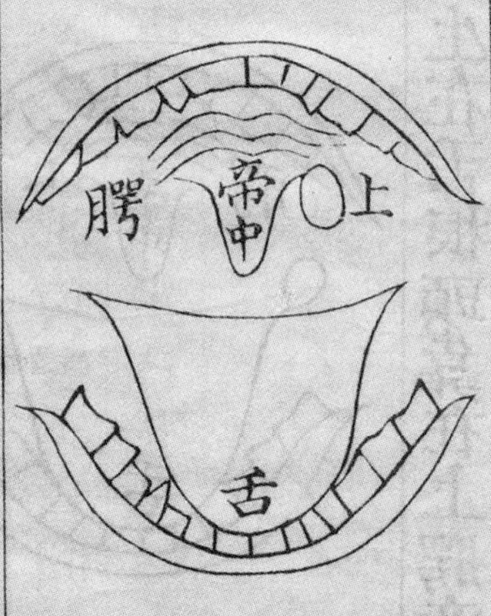

單蛾風生在一邊
初生癤毒樣如蓮
三味頻吹痰吐後
再加紫地自安然

此症生在帝中一邊左屬心右屬肺依法用之不可用刀咽喉頭一邊生癤毒如蓮子樣治法與雙蛾同如未起尖只用

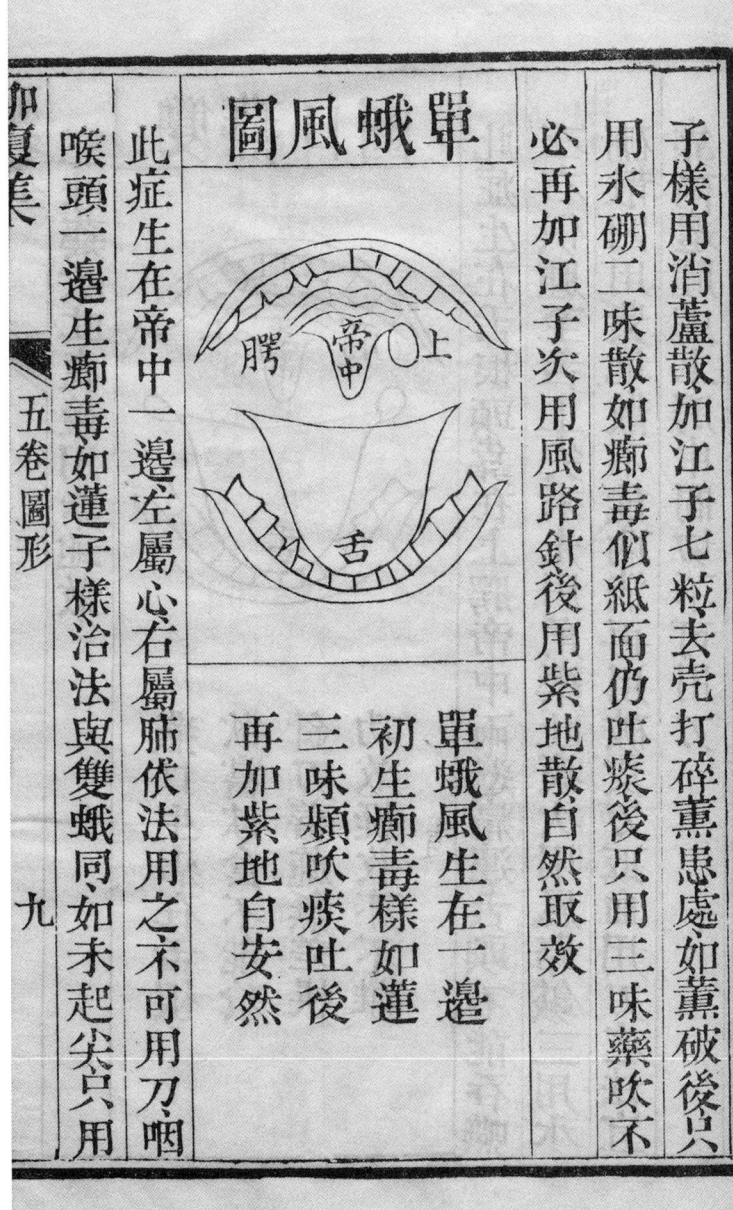

三味藥吹吐痰後用紫地散

雙燕口圖

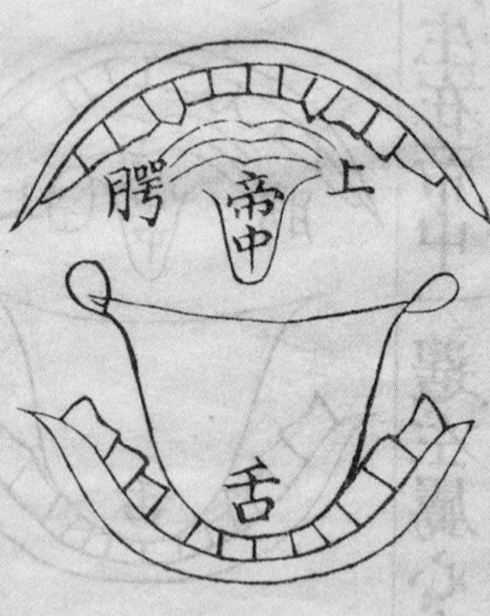

燕口生痞在舌根
欲嘗飲食不能飧
針刀善施無差悮
功效旋收亦不難

此症生在舌根頭靠在上腭帝中兩邊痛連舌頭不能吞嚥左右俱腫至舌上尖來先用角藥吐痰次用風路鍼三用氷硼散四用紫地散不能內消再用破皮刀取血用刀之法宜靠兩邊腫處上腭中間切不可用刀

单燕口圖

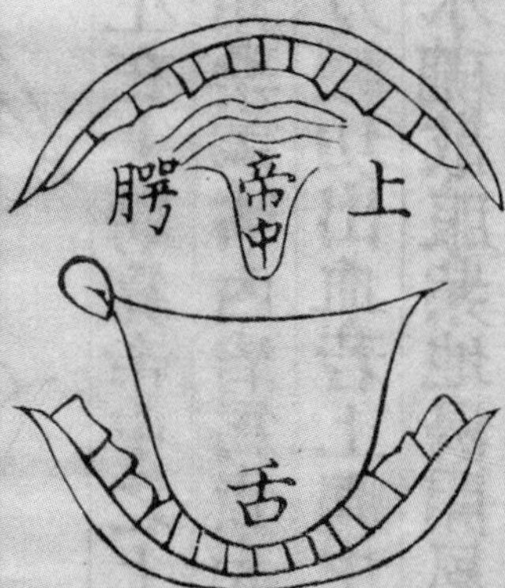

單燕口風在一邊
漸漸腫與舌根連
治同雙燕施刀藥
可慰多人再造天

此症或生左或生右亦有腫上舌來不能飲食甚則將帝中擠往一邊治法與雙燕口同

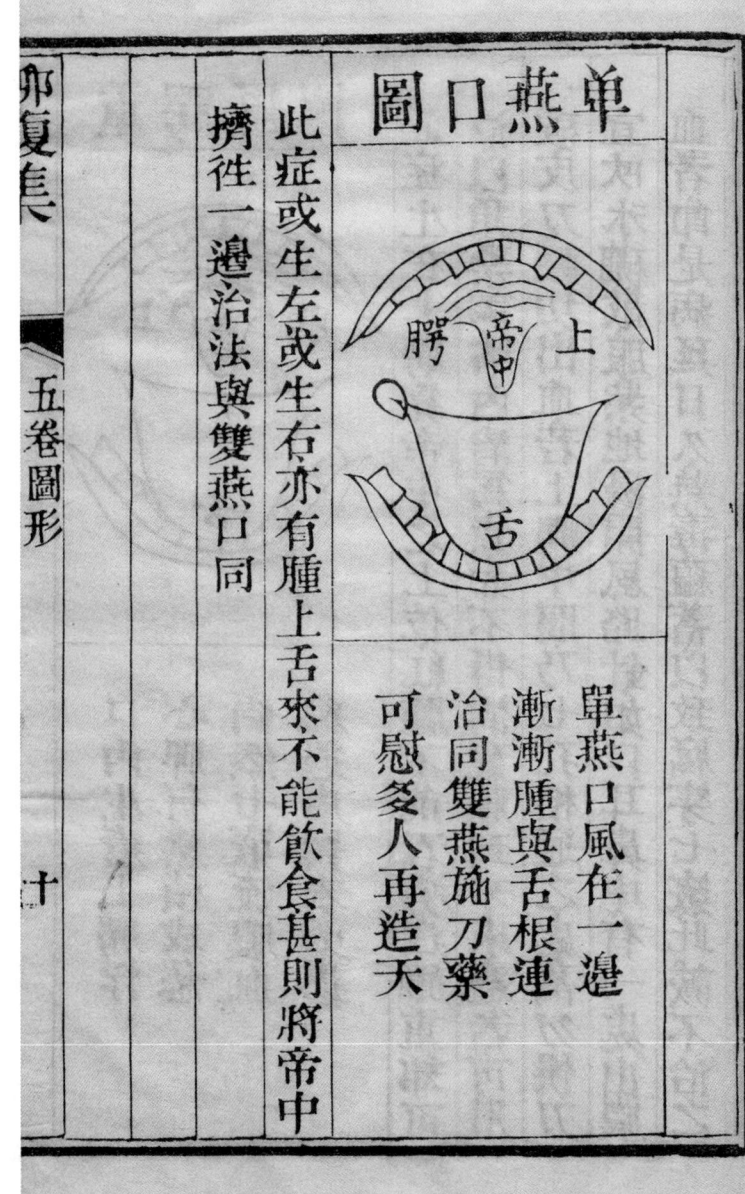

重腭風圖

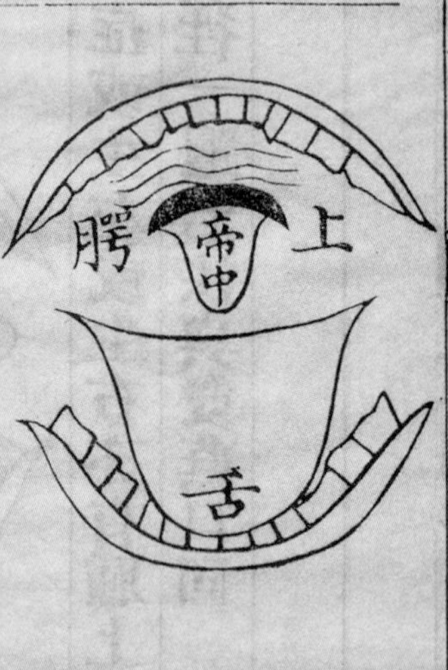

口內生瘡上腭浮
心脾有熱積成愁
倘然七竅流膿血
縱遇盧醫未必瘳

此症生在上腭靠帝中之上位紅腫不能吞嚥症雖重却可治以角藥調噙內消爲貴如不得消宜腫到牙床邊者可用破皮刀輕切出血若上腭中間乃七孔相通之處萬勿悞刀宜吹氷硼散服紫地湯開風路針如口耳鼻中有一處出膿血者卽是病延日久熱毒蘊蓄以致腐穿七竅此誠不治之

症也

木舌風圖

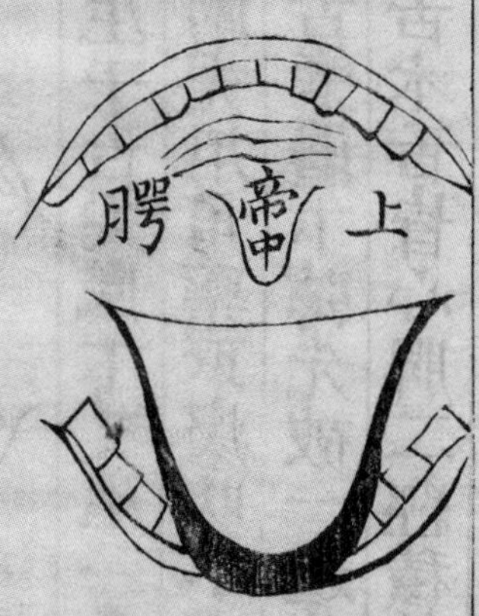

口中舌表腫兼紅
熱積心脾發是風
丹散頻投依法治
管教立刻見奇功

此症初起舌頭紅腫不能轉動漸至飲食不能迎送言語不便可用破皮刀於舌下弦兩邊無筋處刺之先用角藥加摩風膏少許吹氷硼散服紫地湯自效

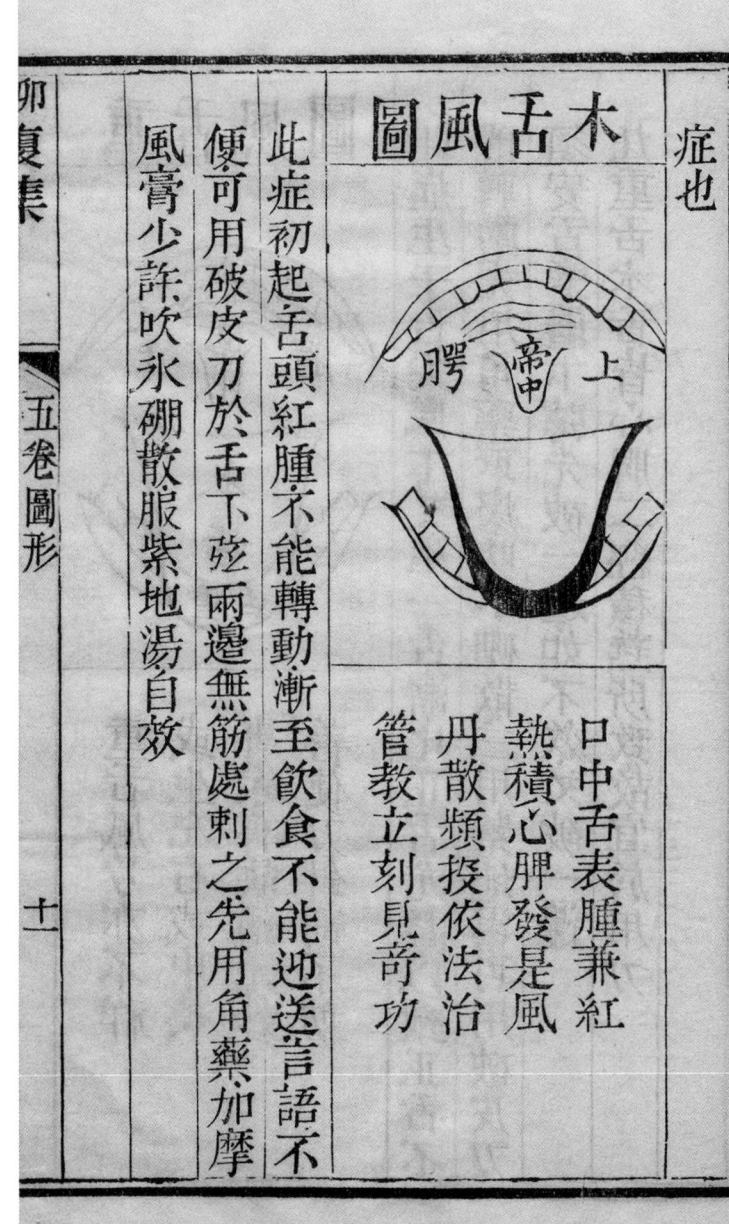

重舌風圖

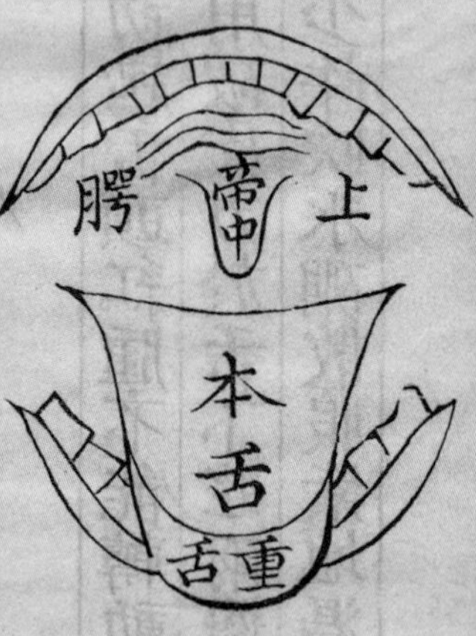

重舌風兮亦不祥
或生左右或中殃
專家有訣通元妙
善使刀針割不妨

此症生于舌尖底下·又生一舌·漸比正舌尤長·以致正舌不能轉動·先用角藥取痰·吹冰硼散·三用紫地湯·可用破皮刀·須安舌旁邊下弦·先破一邊·如不效·又破一邊

凡重舌木舌·皆心脾二經積熱所致·故宜於用刀

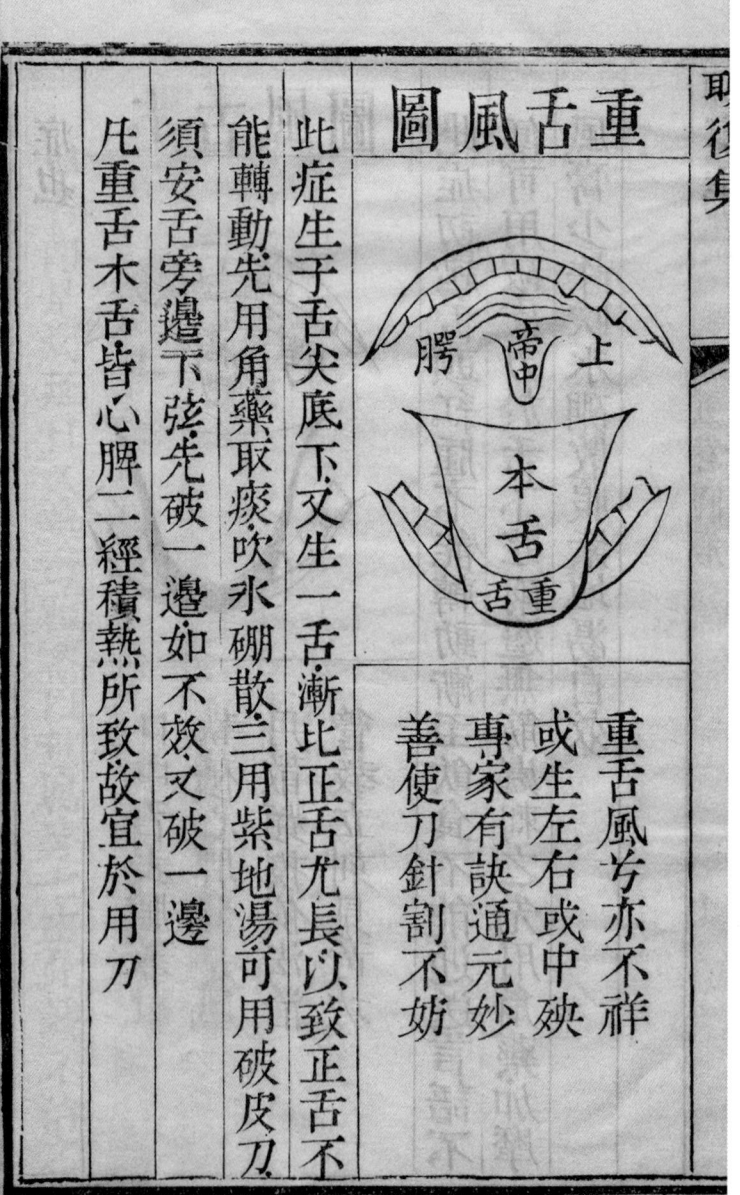

坐舌蓮花圖

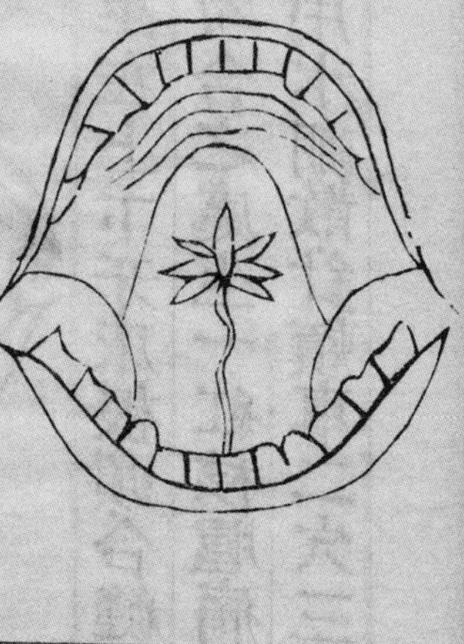

坐舌蓮花六七尖
心家風火搏相炎
莫將斯症尋常看
日久綿纏最可嫌

此乃呵開大口舌舐上腭圖形舌下浮腫多痰涎初生一二瓣漸至五六瓣形似蓮花凡兩邊尖瓣者可用刀中間一瓣尖者不可用刀盖人舌下中間俱有一筋直連上下乃心之苗所以不可用刀者恐悮傷筋則枉人命匪淺先用角藥調敷舌下取痰涎再將氷硼散挑上服紫地湯重加連翹甚者

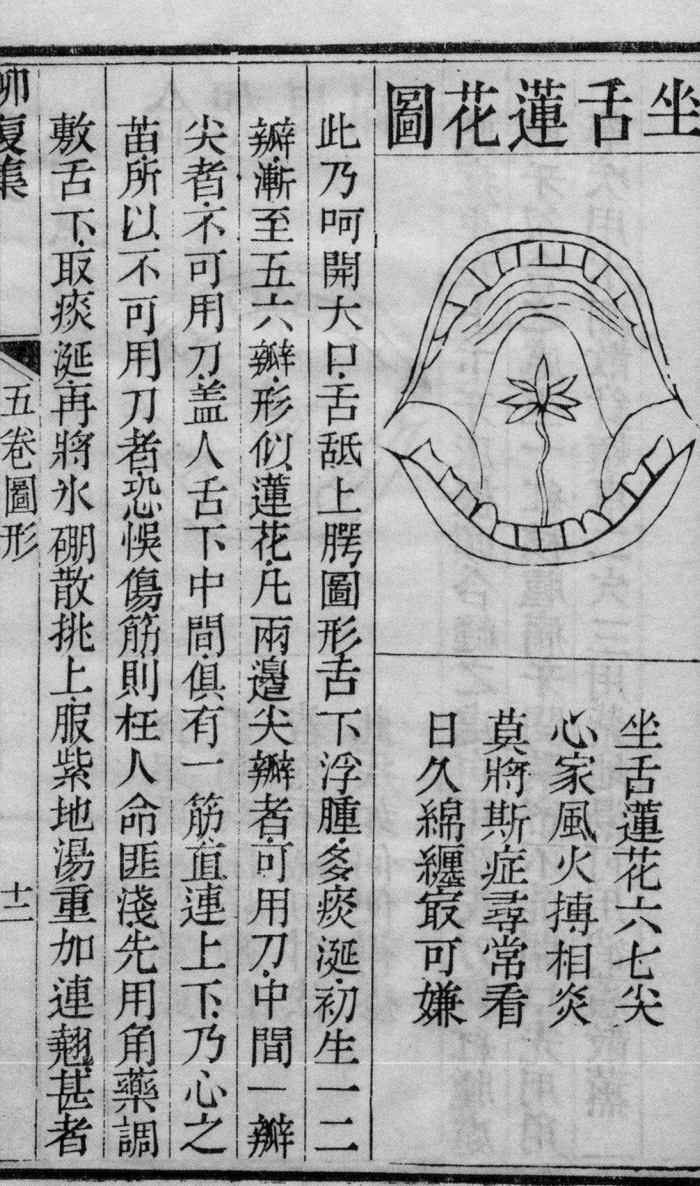

外用氣針自然取效

合架風圖

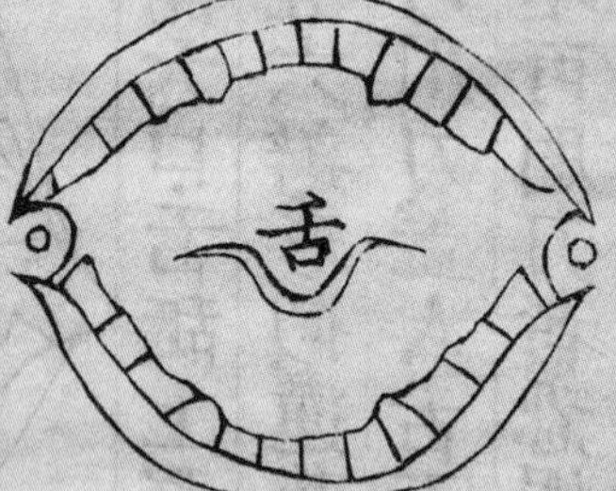

合架風生齒盡頭
牙關緊閉痛難休
若然不識刀針法
此疾如何便得瘳

此症生在上下牙床根頭合縫之處可用破皮刀切紅腫處兩牙勾合之處生一紅核腫痛牙關緊密不能開口先用角藥吹用氷硼散針頰車二穴三用紫地湯可用消蘆散薰

角架風圖

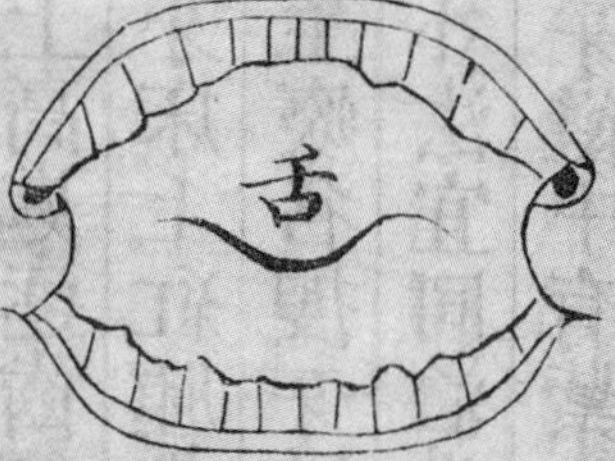

風名角架不爲佳
腫痛之時用藥搽
昧却箇中眞妙訣
任他肘後秘方饒

此症生上皮牙床盡處根上浮腫·以致開閉不便·兩齒難合·咀嚼極難·初起在一邊·或延生第二邊·治法同合架風·可用破皮刀·刀腫處即效

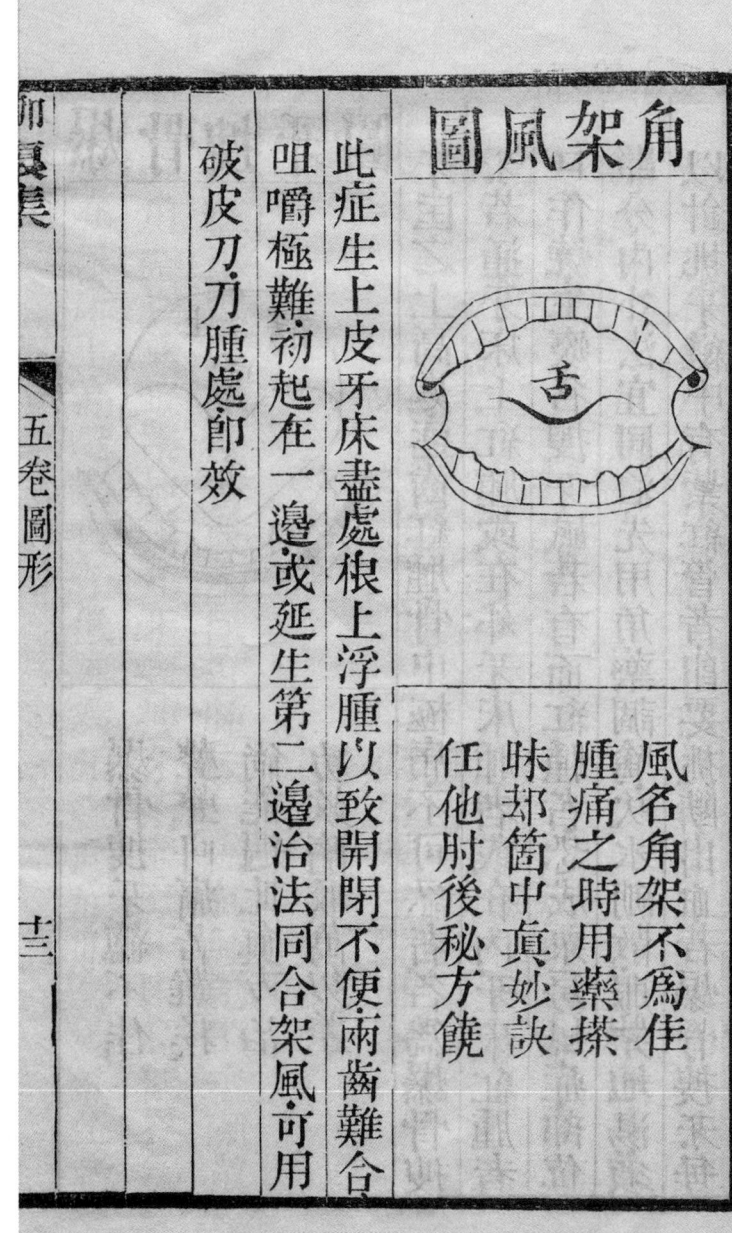

爆骨搜牙圖

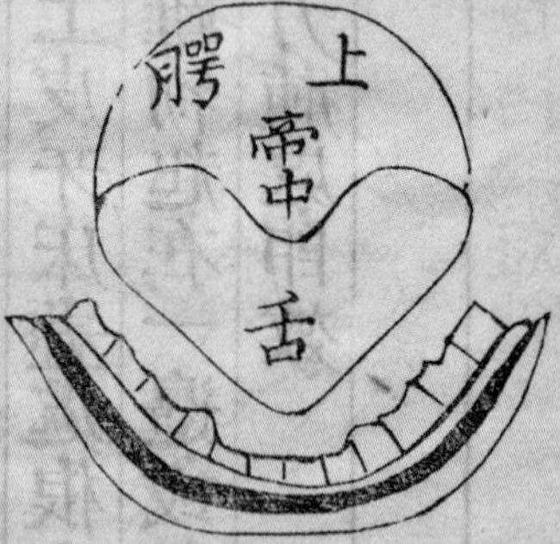

爆骨搜牙總不佳
聲聲叫痛苦難挨
倘能遇此眞方治
功效隨收萬勿差

牙匡之上高處逐齒紅腫骨中極痛不可忍者名爲爆骨搜牙若通牙床上紅腫或在外牙床腫者或在内牙床紅腫者口作燒生痰名搜牙風若有面紅腫者恐成粟房風症部位雖分内外法宜同治先用角藥調噙吹氷硼散服紫地湯須以針挑牙縫中有紫紅管者即要挑斷出血若爆骨搜牙每

齒腫處俱要用破皮針針出血即效。如症在牙床內者必須腫起牙上方可用刀

牙癰風圖

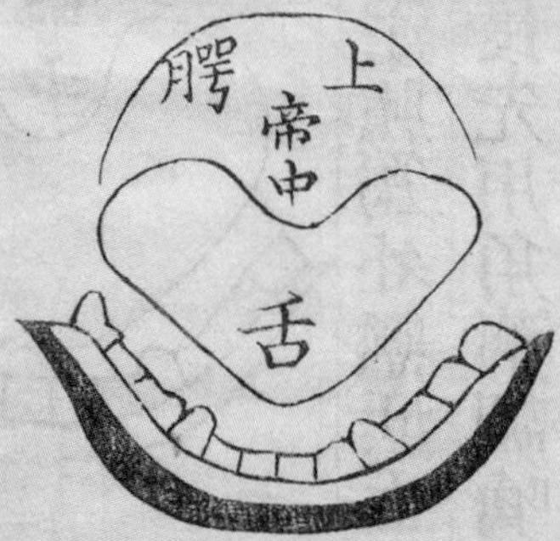

牙眶生癤是牙癰
上下生兮總一同
但用破皮針出血
更加角藥有奇功

牙眶下低處生癤毒。或滿匡紅腫。或一處紅腫。先用冰硼散。以角藥調噙。服紫地湯。凡牙癰搜牙兩症。以牙床高低界爲辨。在牙床上高處爲搜牙。低處爲牙癰。此症亦有內外生者。

聊復集

皆可用破皮針.針去膿血.自效

懸瘨風圖

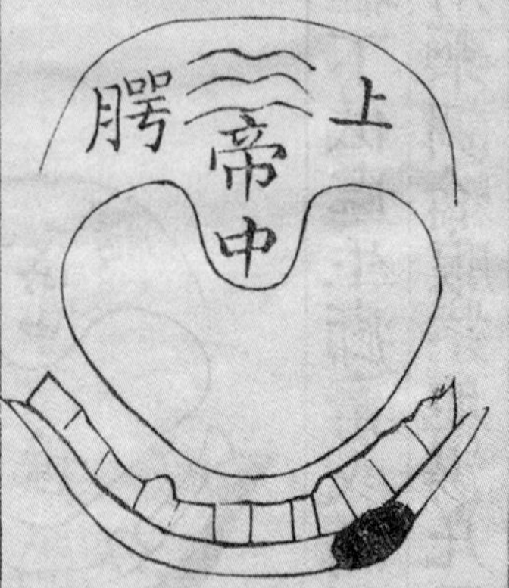

牙肶浮腫號懸瘨
外瘨能瘳內瘨危
爛下喉間妨飲食
仙家妙藥也難醫

凡牙匡下浮腫爲外懸瘨.生牙根內.爲內懸瘨.紅腫如蜒蚰樣漸次而長先用角藥調噙吹冰硼散服紫地湯後用消蘆散立效.初起可用破皮針.日久白爛出血者.不宜針.但外懸瘨症善易治.內懸瘨症惡難治.稍醫差遲.即能傷人.若白爛

至咽喉及落盡面頰肉者不治

奪食風圖 一名搶食

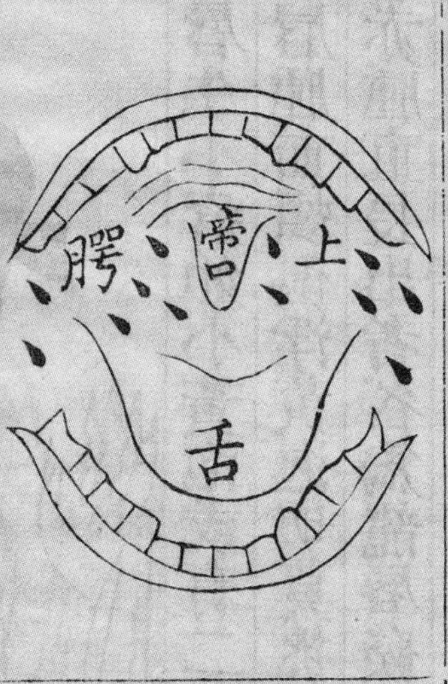

搶食還將奪食名
舌根喉腭陡然成
休驚是疾無方法
善使刀鍼泡立平

此症因飲食火物觸動肺胃積熱致陡起此病或在喉間或在上腭舌根左右生一血泡即時變大脹塞氣息不能出入不能吞嚥即用竹刀挑破吐出紫血不可吞下或用些冰硼散吹之立效其泡若在喉間不能用針刀挑破只須氣針針

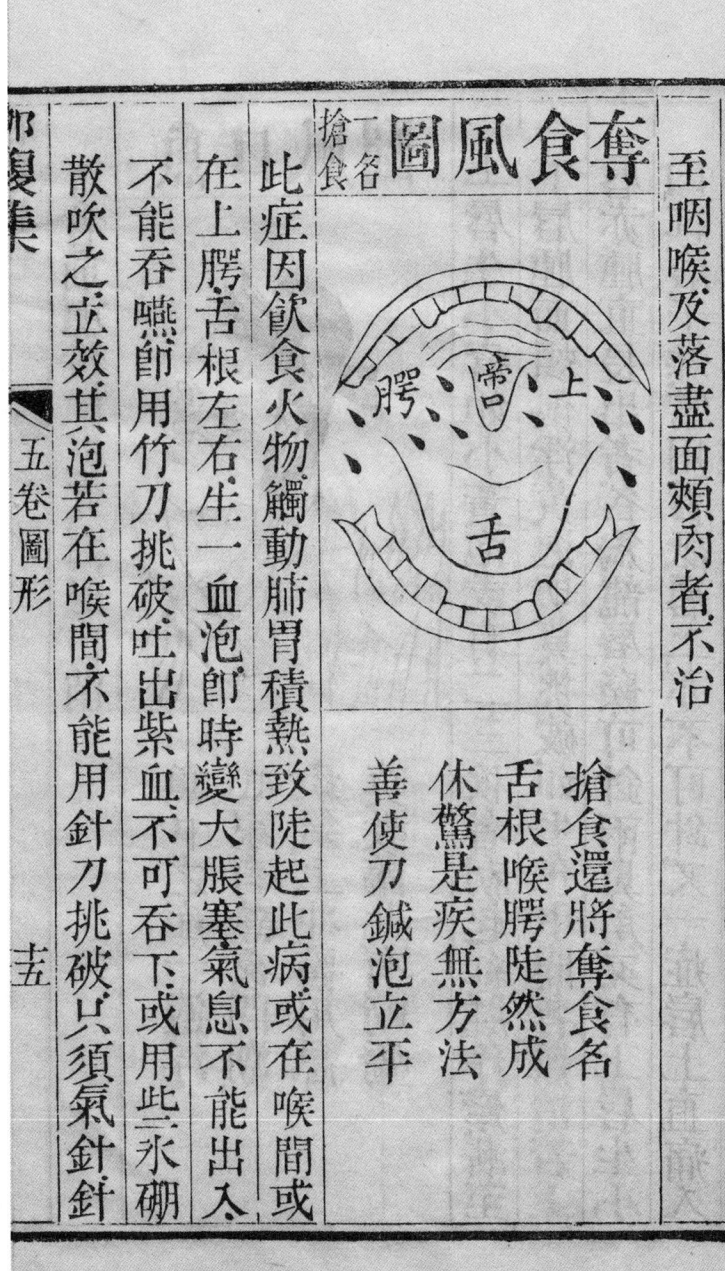

百會前頂後頂三穴內泡自消

魚口風圖

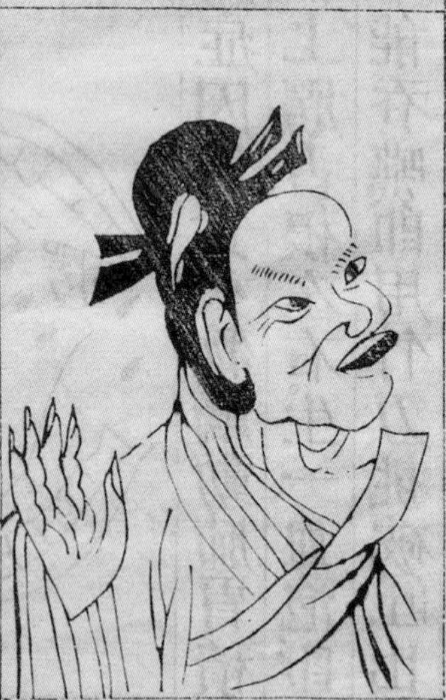

魚口之症一邊浮
心家有熱夜間潮
痰氣上冲醫用急
莫教臨此有崎嶇

上唇生小瘡如小黃泡或有二三枚者初起紅腫作痒漸至下唇腫面頰俱浮黃泡切莫挑破如生在中間者難治若上唇赤腫直長出者名爲龍唇發可針兩鼻角又有上唇生小白紅瘡干燥常用舌舐唇上亦不可針又一症唇上直痛入

骨連頰目俱痛不可忍可針兩鼻角又一症不浮腫只口眼喎斜轉過一邊名轉喎風此症宜針合谷頰車二穴以上諸症先以角藥調敷吹呂雪丹服紫地湯加犀角大凡唇皮起瘡不可妄以針挑破若悞針之身必潮熱滿身骨節疼痛者不治如用針刀必須依法律切勿妄作已意施爲至要

驢嘴風圖

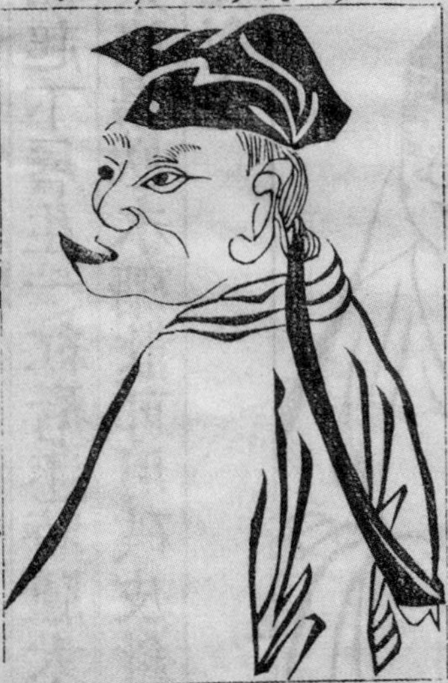

驢嘴風生在下唇
逐時腫大不堪論
更加作痛如刀割
敷藥頻施效自神

初起下唇生一紅瘡逐時腫大漸至下唇長出用消蘆散服紫地湯吹氷硼散可用破皮針針破即效針法須認兩旁腫處針之

魚腮風圖

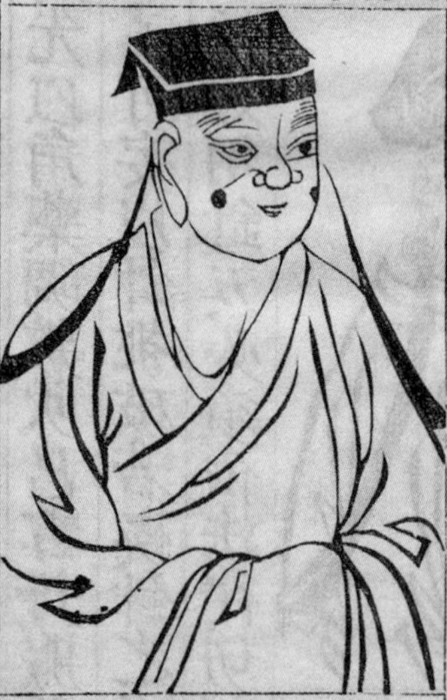

魚腮疾患在腮頤
腫痛難當只自知
傳訣與君依法治
免教遲慢勢難支

此症生在酒腋邊先用角藥外敷如逐日紅腫極盛方可用破皮針針出血仍用角藥外敷如症已久而腮穿出膿者內

服蠟礬丸外用生肌散效兩腮浮赤紅腫為雙魚腮亦有一邊腮腫者為单魚腮可用角藥可針用消蘆散薑紫地湯冰硼散見效

雙搭頰圖

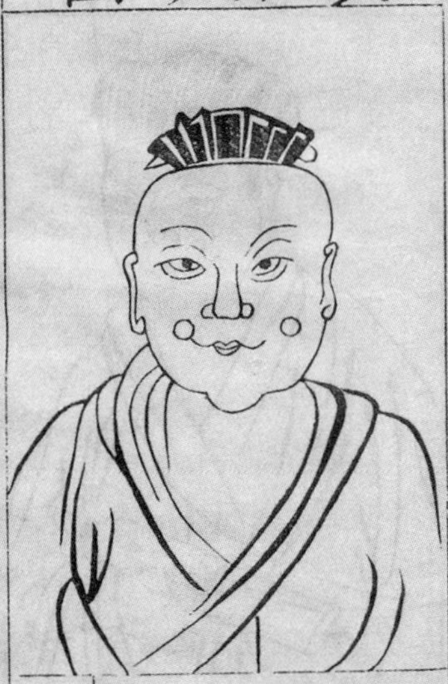

風名搭頰兩邊浮
赤腫難當筋似抽
若遇此風非易治
值時敷刺莫稽游

初起面頰兩邊紅腫發熱惡寒須看口內牙床上有腫無腫如牙匡腫不是搭頰乃是牙風即以牙風治之若屬搭頰先

用角藥外敷.服紫地湯重加連翹桔梗牛旁子.如腫仍不消
宜用破皮針出血.不可針挑深.外不離敷藥.加摩風膏少許

單搭頰圖

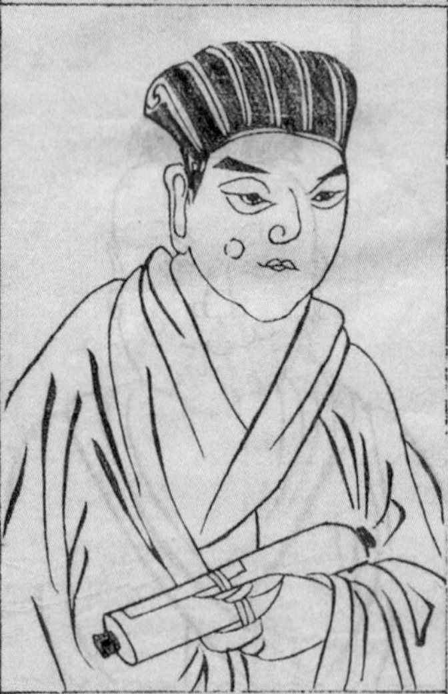

一邊紅腫頰名單
證治如雙毋用參
日久腫浮牙亦腫
內噙角藥外敷交

面頰一邊浮赤腫.或日久致牙匡亦腫痛.須以角藥外敷.內
噙.吹回生丹.服紫地湯.

落架風圖

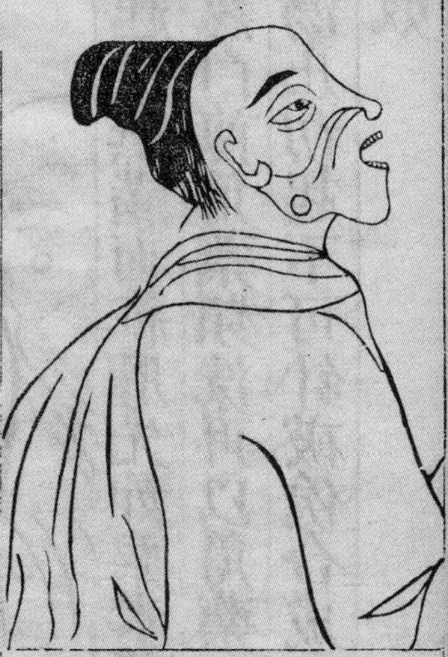

落架風兮信不良
總因血氣暗中傷
搭勾合上終無事
不合匡時費酌量

此症或因酒後或大笑大呵欠致下頦脫落不得合架口大開而不能咀嚼雖屬上熱下虛實由氣血有虧以致肢筋弛而不收若起于一二日者可治日久則其筋已縱恐難安合矣治用上挽之法先將下頦輕輕托上用紬巾挽住然後以手揣其搭勾之處令其勾合再用老姜一片置頰車左右穴

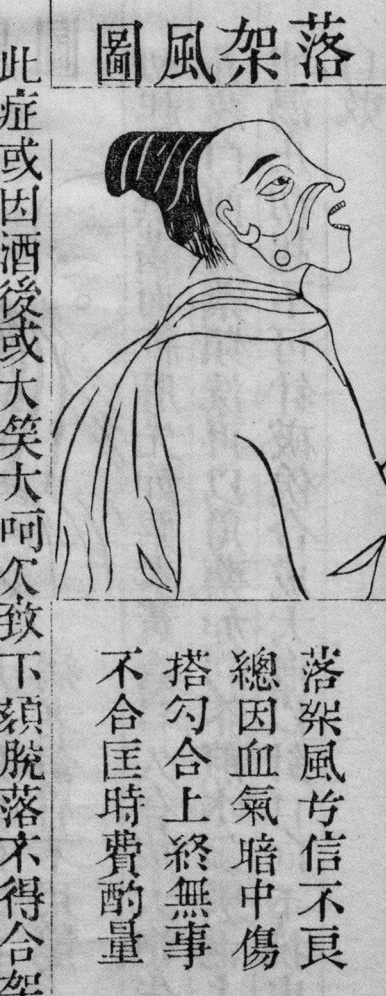

上。以艾丸置姜上。用禪香灸。一醮可斷根。

粟房風圖

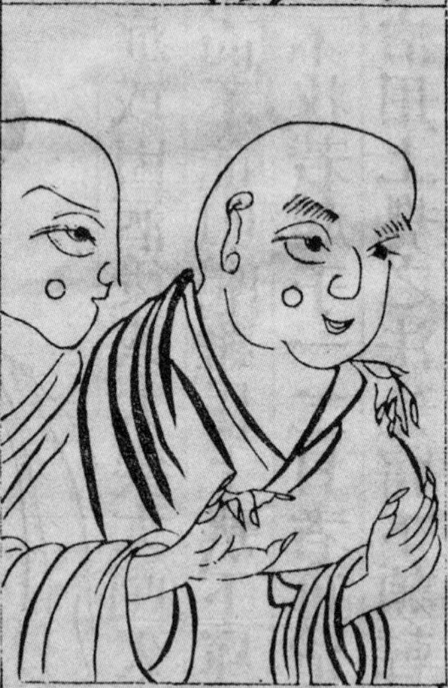

粟米瘡形滿面淫
或成大泡痛難禁
用刀敷藥依方法
病者舒眉不用驚

初起發熱滿面紅腫先如粟米黃瘡白久合成大泡。先用荊芥葱白煎角藥頻洗。再以角藥加荊芥煎水調敷泡上。服紫地湯丸。初起不可針破。俟合成大泡以針口向下。挑出膿血自效

瘰癧風圖

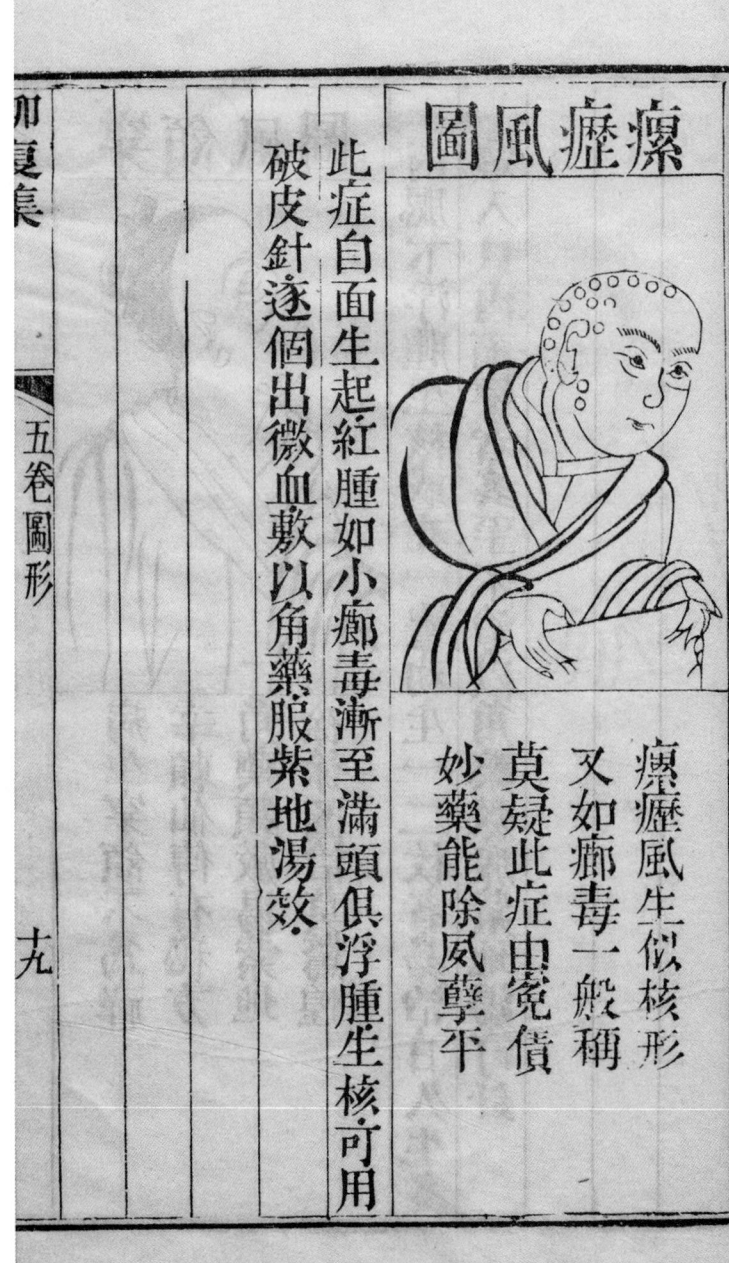

瘰癧風生似核形
又如瘋毒一般稱
莫疑此症由冤債
妙藥能除風孽平

此症自面生起紅腫如小瘋毒漸至滿頭俱浮腫生核可用破皮針逐個出微血敷以角藥服紫地湯效

穿頷風圖

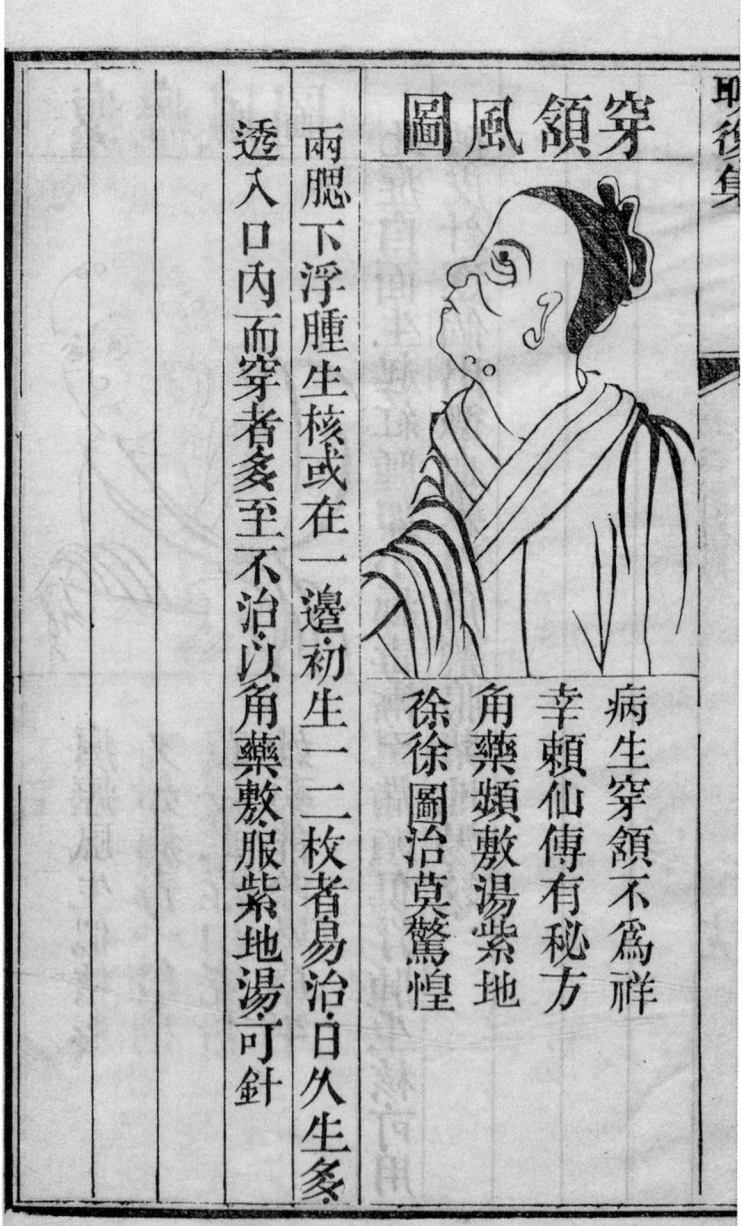

病生穿頷不爲祥
幸賴仙傳有秘方
角藥頻敷湯紫地
徐徐圖治莫驚惶

兩腮下浮腫生核，或在一邊，初生一二枚者易治，日久生多，透入口內而穿者，多至不治。以角藥敷，服紫地湯，可針。

肥株子風圖

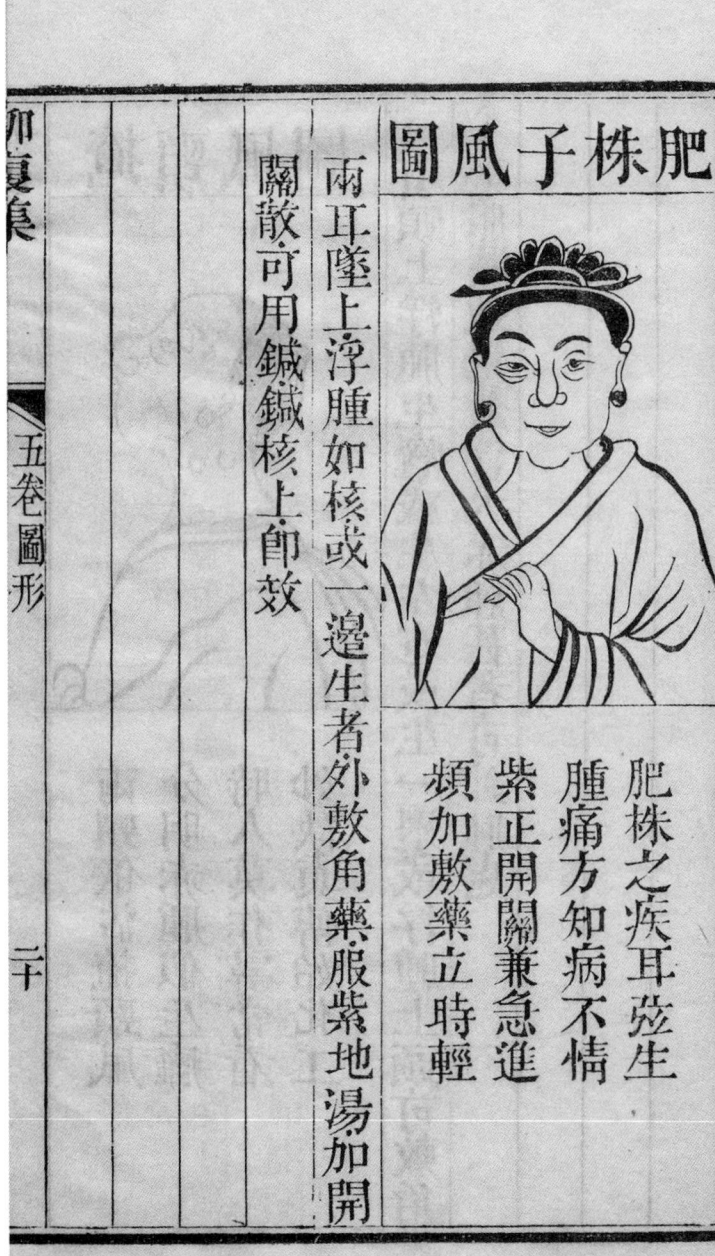

肥株之疾耳莖生
腫痛方知病不情
紫正開關兼急進
頻加敷藥立時輕

兩耳墜上浮腫如核或一邊生者外敷角藥服紫地湯加開關散可用鍼鍼核上即效

掩頸風圖

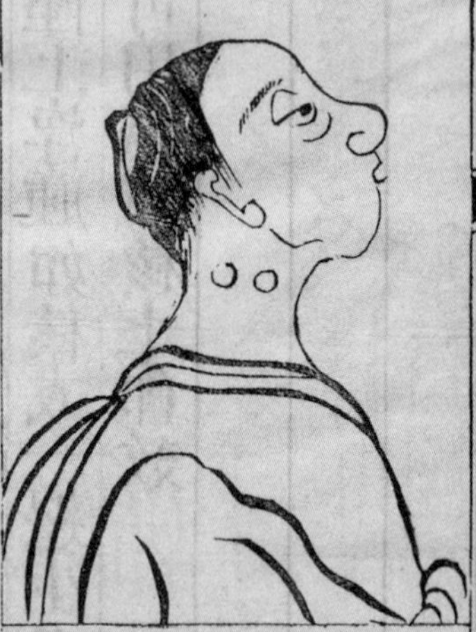

兩頸俄沾掩頸風
分明赤腫似生癰
時人莫作尋常看
妙訣真傳始化工

項頸上浮腫生癰，或生左右，或生一邊，或浮腫上頭。可敷角藥，服紫地湯。若浮大赤腫甚者，可針腫處。

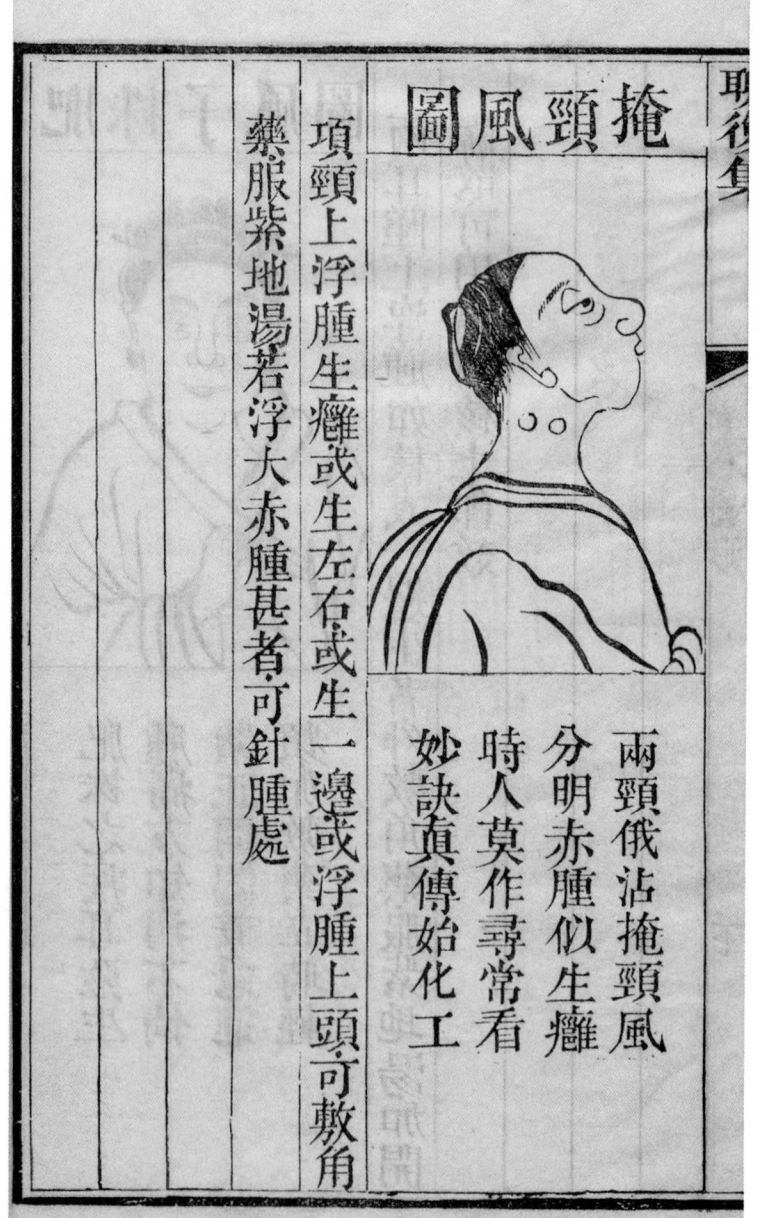

雙纏風圖

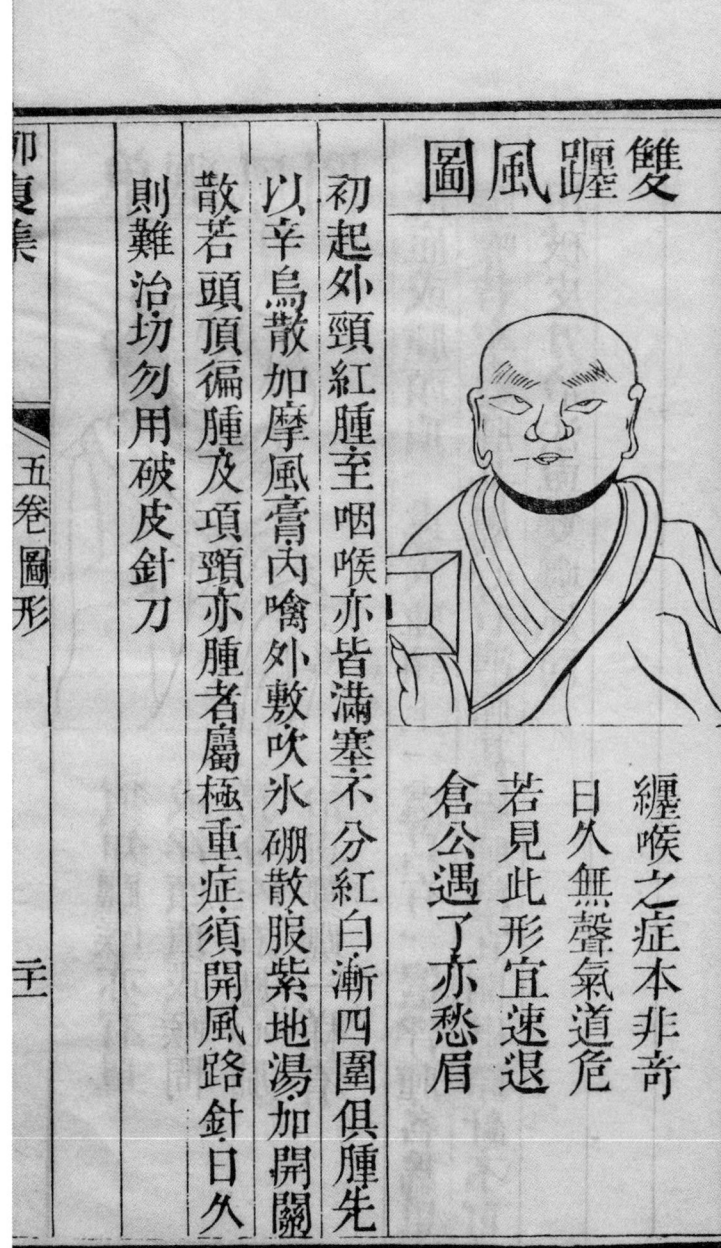

纏喉之症本非奇
日久無聲氣道危
若見此形宜速退
倉公遇了亦愁眉

初起外頸紅腫至咽喉亦皆滿塞不分紅白漸四圍俱腫先以辛烏散加摩風膏內噙外敷吹氷硼散服紫地湯加開關散若頭頂偏腫及項頸亦腫者屬極重症須開風路針日久則難治切勿用破皮針刀

单纏風圖

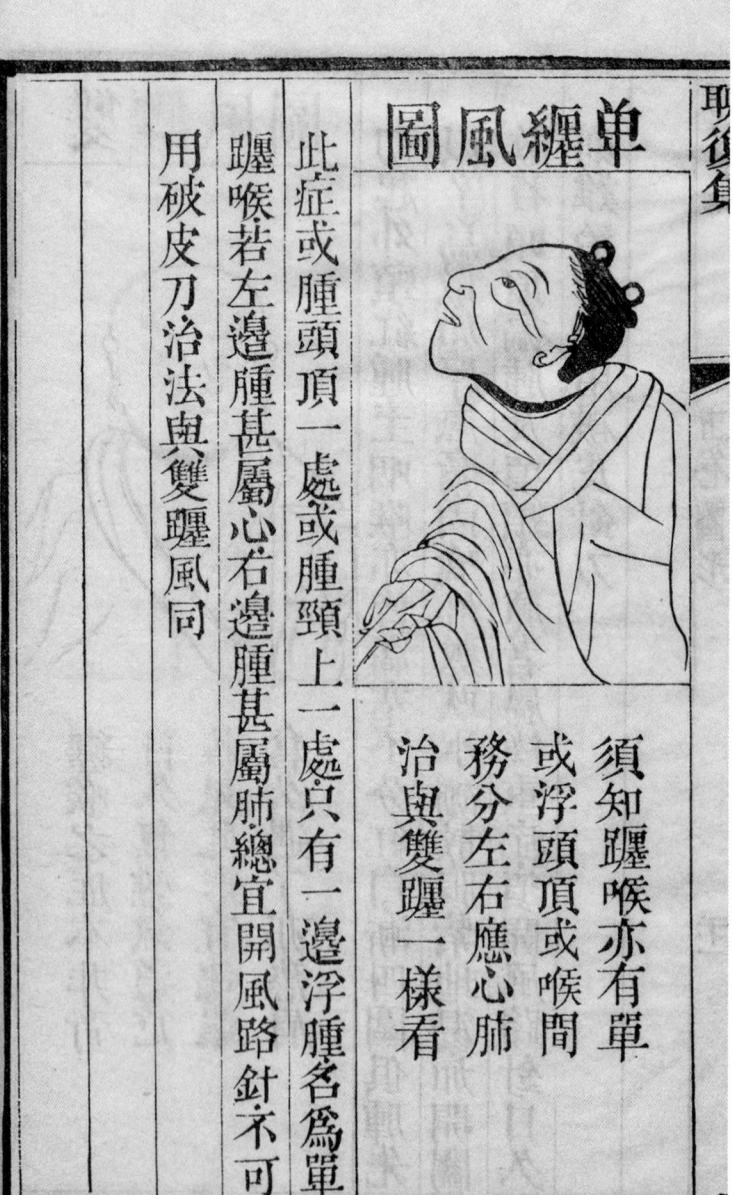

須知躔喉亦有單
或浮頭頂或喉間
務分左右應心肺
治與雙躔一樣看

此症或腫頭頂一處或腫頸上一處只有一邊浮腫名爲單躔喉若左邊腫甚屬心右邊腫甚屬肺總宜開風路針不可用破皮刀治法與雙躔風同

邊頭風圖

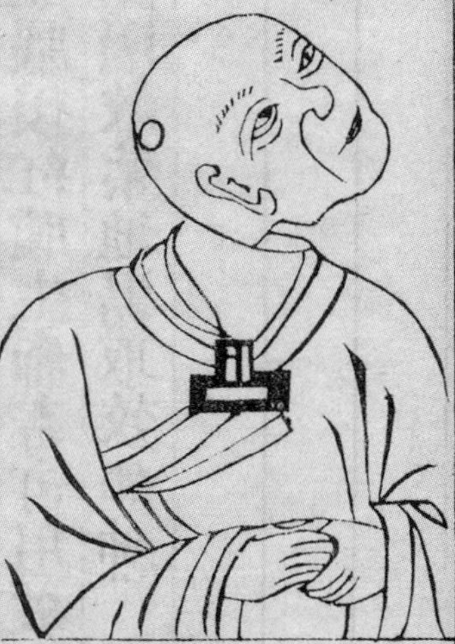

半邊頭痛苦無休
病者何須兩泪流
敷藥不靈宜補藥
管消腫痛必靡憂

此症一邊頭痛如破可針先用開關散紫地湯效皆由下部虛人致有此疾合用補藥以紫地湯內加四物湯如頭痛加白芷一邊頭腫或左或右針風池二穴又用破皮針針核上即效

乘枕風圖

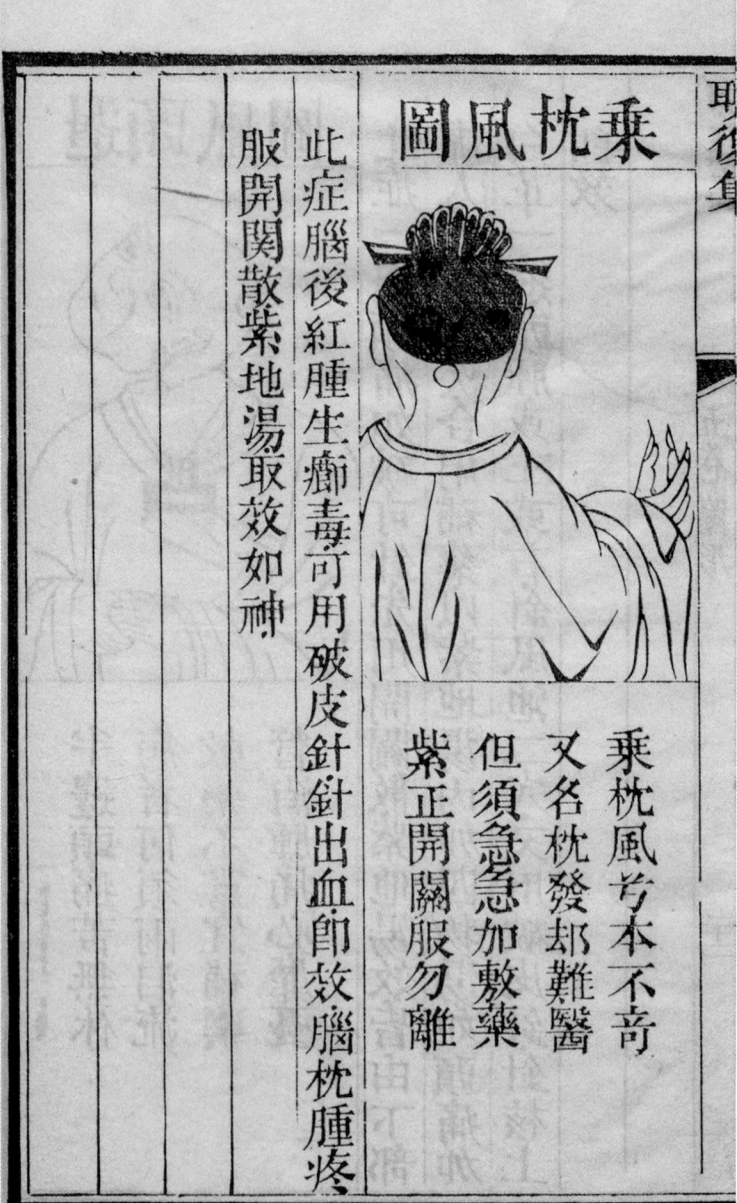

乘枕風兮本不奇
又名枕發却難醫
但須急急加敷藥
紫正開關服勿離

此症腦後紅腫生癤毒可用破皮針針出血即效腦枕腫疼服開關散紫地湯取效如神

附耳防風圖

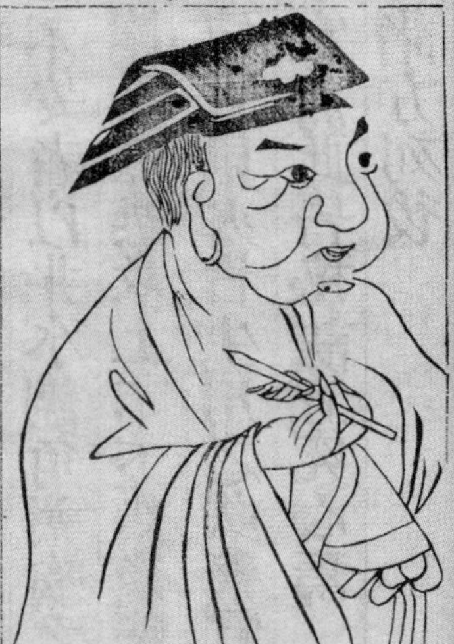

耳內紅浮疼難當
或膿或血不安康
少年若是沾斯疾
定主他年重患殃

此症耳內腫痛或耳外亦腫及頭亦痛或耳內出膿血甚者極至口齒緊閉不能開口小便赤短宜紫地湯加龍胆草木通外敷角藥即效

是科妙在三十六症而以一方統治之無不神效故宜秘也

治者務須辨症毋至虛實有差庶不悞於萬一耳

本科秘訣

凡喉風諸症。初起必發寒熱頭痛或大便秘結或小便赤濇以紫正散地黄散合服勿離其藥能理氣散血逐風痰。不使邪熱壅塞痰涎甚者用角藥調井水噙之使痰涎外湧不停宿于肺胃兼吹回生丹亦拔邪熱外出也若患喉症悞服凉藥。致胸膈如墜不安者。以井水調角藥噙之。心煩即止盖本科所定方藥揔在攔定風熱攻上不下。然後隨証治之。自獲效神速。如修合諸藥勿宜見火。皆生用之吹藥宜研極細臨用合。愈妙水劑宜蒸不宜煎此皆秘訣宜究心焉

諸方列後

夫開關散者乃能清頭目止痛　紫正散能疏風順氣地黃散能消腫而退熱　銀鎖匙能止渴生津退口燒心煩熱極者加犀角　氷硼散治咽喉腫脹閉塞疏風利痰角藥最能取風痰消熱毒若喉風極盛之証必加摩風膏少許其力更速

紫正散

紫金皮去骨二錢　防風八分　荆芥八分　北細辛四分

地黃散一名內消散

大生地二錢　赤芍八分　丹皮八分　紅內消即茜草根一錢

以上紫地二散每証合用不離加薄荷燈心坐水中蒸服

第二劑加桔梗　連翹　甘草

孕婦去丹皮　加四物湯

下部虛人亦　加四物湯

咳嗽加桔梗　麦冬　知母

頭痛閉塞加　川芎　白芷

煩渴加　銀鎖匙

熱極加　犀角　連翹

潮熱甚者加　柴胡　黄芩

大便閉結小便赤澁加　木通

數日不大便加　懸明粉

凡男子兼陰証先瞧丹田三火後治本証

女子兼陽証先瞧氣海三火後治本証

凡証愈後以六味地黃丸加補脾諸藥調理如釵斛苡仁麥冬之類

開關散　能淸諸風頭目止痛

川芎一錢　北細辛二錢　白芷八分

銀鎖匙

天花粉八分　玄參一錢　薄荷一錢

鎭驚丸又名四神丹　凡喉症已平兼服此丸

桔梗二兩　山藥四兩　黑山梔二兩　甘草一兩

如上氣者加廣陳皮一兩　共爲末米糊爲丸如蓮子大

硃砂爲衣。每服一丸。薄荷燈心湯化下

萬一丹　凡刀傷用。血流不止。以此治之

乳香　没藥去油　血竭　硼砂各一兩

右藥爲末。卽用少許吹入刀口處。其痛卽止

蠟礬丸　治喉風穿腮出膿者。服之

黄蠟一兩　枯礬五錢　没藥　乳香去油各一錢五分

爲末。卽用蠟爲丸。每服二錢。白水送下

生肌散

赤石脂醋煆水飛　龍骨醋煆水飛各一兩　乳香　没藥去油各三錢

輕粉　月石　兒茶各二錢五分　氷片三分

共研極細每于患處略用少許

氷硼散一名回生丹治一切喉証有奇功

氷片六厘　射香四厘　硼砂一錢　牙硝三分

共研極細用磁瓶封固吹患處

開閱後次日並體虛頭暈者宜去　射香名品雪丹

用刀破後去　麝香　牙硝名呂雪丹

加青黛名青雪丹　原方加青黛三分名神功丹

四物湯

當歸二錢　生地三錢　白芍八分酒炒　川芎八分

六味地黃湯　凡病愈後以六味去山萸加麥冬沙參調理

熟地錢二分　丹皮六分　茯苓八分　山藥一錢　澤瀉八分

辛烏散一名角藥　凡遇喉齒口內口外或痛或腫皆能治之

赤芍稍一兩　草烏一兩長者不用要尖而圓　生地　赤細豆

北細辛　荊芥穗　猪牙皂角　連翹去心　桔梗　甘草

北柴胡各五錢　紫金皮一兩　紅內消八錢

右藥不見火爲末井水調口內噙極爲取風痰之聖藥誠仙方也如痰極盛者加入摩風膏其力更速凡頭項及口外紅腫節用角藥調搽患處亦可用角藥作洗藥以荊芥同煎水洗如懸癰風加南星末少許效

摩風膏

川附尖每用一個磨濃汁入角藥內　燈心炭約三四大匙入辛烏散內取炭之法用碗悶之即有

附製燈心灰法一名玄丹

御藥房取燈心炭之法原要其燒灰存性以炭爲貴若烟盡爲灰則無力矣京內有沙棒搥樣燒酒小瓶用一把將上白粗燈草噴濕捺成團子塞入瓶內塞結實用泥封口入火內煉紅透而不走烟取起冷透瓶內成炭眞提妙法也

消蘆散　此方因有患人不肯用針以此熏破雖易見效難以急于收功

紅內消一兩　蘆根去皮二兩　唐容根卽紫金皮根一兩　金毛狗脊五錢

右用米醋煮以小藥罐同醋裝入以厚紙封固于煎好時

紙上取一孔如筯頭大對腫處薰之如一時不破加巴豆七粒去壳同煎再薰神效

眞功丹　凡孕婦患喉症者宜用此

水片　熊胆　月石　爐甘石煅再用羌活水飛過晒乾以上各一錢

提硝二分

共研極細末吹患處

刻歡丹又名過街笑　耑治風火虫牙疼痛無不神效

蟾酥一錢陳酒化透　五靈脂一錢　射香三分

共研極細搗和爲丸以三百粒爲則用新紬包緜線扎固再藏磁瓶內每取一丸嗡于痛牙縫中丸化卽愈

本科鍼訣

凡喉風諸証皆由氣血閉澁以致風痰上壅結爲熱毒宜用鍼法以開導之使氣血通利風痰自散兼有諸藥奇方種種調治其証安有不效故氣鍼誠爲諸藥之先鋒喉家之妙訣也功效可勝言哉如臨諸証先從顋會百會前頂後頂風池二穴頰車穴鍼過又從少商合谷曲池各依鍼法此爲開風路鍼初針只以男左女右並留火窩坑風府肩井曲澤陽陵陰陵足少商諸穴不可先鍼用盡一遇喉風極重之証兼以前法鍼過風毒仍不退者次日復視其証可用前法復鍼一回即可加針火窩坑風府肩井陽陵陰陵足少商等穴並左右同穴逐一對鍼此開

通週身經絡使風熱結毒得殺其勢而氣血運行自無不效矣若鍼路無血此風熱壅塞極深邪受已久多致不救本科臨證每于鍼訣便能判斷吉凶至于人中鼻流諸穴乃中風者用之惟鞋帶二穴極救小兒急慢驚風之證亦可用火醮者此諸穴法惟宜熟思詳察焉

禁口風每先開分路手足四指再針鼻角口角鼻流人中脚板心惟湧泉穴不可火醮

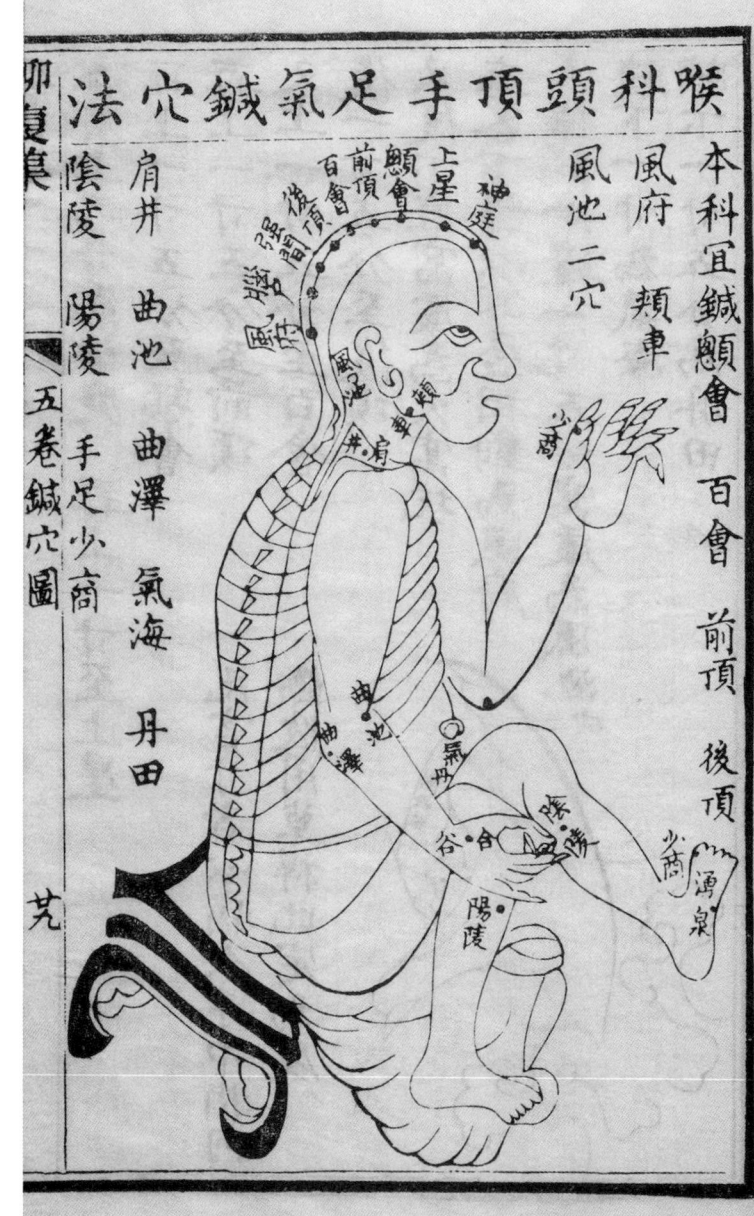

喉科頭項手足氣鍼穴法

本科宜鍼顖會　百會　前頂　後頂
風府　頰車
風池二穴
肩井　曲池　曲澤　氣海　丹田
陰陵　陽陵　手足少商

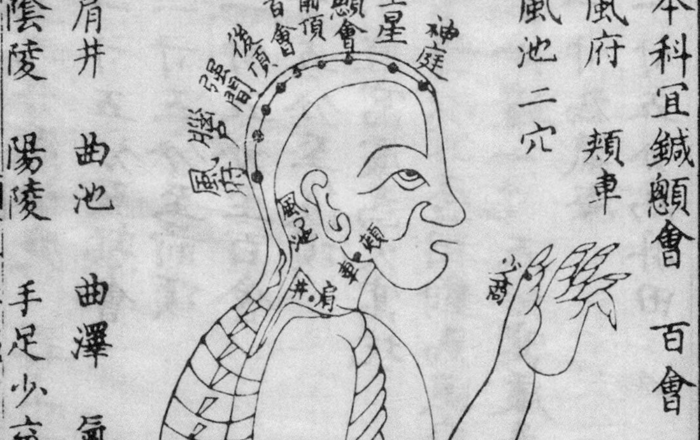

取後集

齊眉上二寸為神庭　再上一寸至上星
再上一寸五分至顖會
再上一寸五分至前頂　凡言寸者以病人手中指內
又上一寸五分至百會　斷紋用草桿比定為度
後一寸五分至後頂
又後下直窩處為火窩坑
直罨下凹以耳唇相對為風府
又橫開兩邊一寸五分窩處為風池二穴
臍下一寸為氣海
臍下一寸五分為丹田

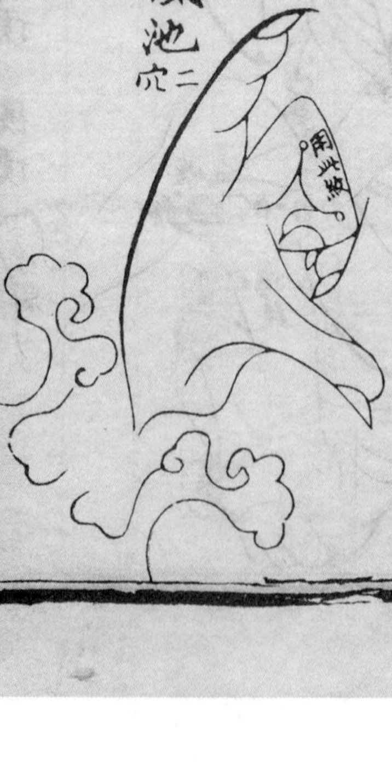

喉証秘論

喉間起白腐一証其害甚速乾隆四十年以前無是証即有亦少自二十年來此患甚多小兒尤甚且多傳染一經悞治遂至不救雖屬疫氣爲患寔醫家之過也按白腐之証即所謂白纏喉是也諸書皆未論及惟醫學心悟言之而論治之法亦未詳備大抵此証發于肺腎凡本質不足者或遇燥氣流行或多食辛熱之物感觸而發初起發熱亦有不發熱者鼻乾唇燥或咳或不咳鼻通者輕塞者重音聲淸亮氣息調勻易治若音啞氣急即屬不治近有好奇者一遇此症即用象牙片動手于喉中妄刮其白益傷其喉更速其死豈不哀哉經治之法不外肺腎

總以養陰清肺兼辛凉散之爲主

附方刻後

養陰清肺湯

麥冬一錢二分　貝母八分　元參錢半　薄荷五分　丹皮八分

大生地二錢　炒白芍八分　生甘草五分

體虛加大熟地或生熟二地並用

熱甚加連翹　去白芍

燥甚加天冬　茯苓

如有內熱及發熱者亦不必投表藥照方服之其熱自除

吹藥方

青蕉炭二錢　黃柏一錢　川貝一錢　氷片半分

兒茶一錢　薄荷一錢　鳳凰衣五分

各研細末再入鉢內和匀加氷片乳細

白腐証忌用藥味列后

麻黃悮用咽啞不可救　桑白皮肺已虛不宜瀉　天花粉不可用

杏仁苦降更不宜　牛旁子能通十二經不可用　山豆根不可用

黃芩過清凉　射干妄用啞喉　荆芥不可用

羌活過發表切不可用　桔梗肺虛不可用　防風不可用

紫金皮破血不可用

凡喉咽諸証不可發表虛証不宜破血

論白喉

喉間發白之症屬少陰一經熱邪伏其間盜肺金之母氣故喉中起白緣少陰之脉循喉嚨繫舌本治法以紫地湯爲主內除紫金皮茜草此二味開結破肝血之燥熱今喉間之白因邪伏于少陰腎經蓄久而發肝失水養非喉本証風熱結于血分可比故此二藥最不相宜用之復傷其陰而白反瀰漫不解只用紫正湯微加細辛清解少陰之邪初服三劑其白不增不減暑轉微黃色十有九治若服藥后白反漫延是邪伏腎經腎陰已傷元氣不能勝邪即不治矣　服藥後大便出結糞地道通而肺氣行邪從大便出其白即轉黃色七日後愈矣

喉証湯頭備錄

實証照依前法次序治之再無不效醫家病家不可性急

本科治之永無傷人之患惟真陰虧証另方採擇用之

秘授甘露飲　治真陰虧竭火炎灼肺虛損失血内熱發爲咽瘡喉癬等証

取未出幼童便半酒罈要揀罈口大者爲妙先用鉄絲做四股絡子將飯碗一隻絡空懸于罈内約離童便三寸再用鉛打成帽笠式倒置罈口四圍用鹽泥封固外加皮紙數層糊密勿令洩氣再用磚三塊搭成爐式將罈安好用桑柴文武火煉一炷香去火候温再將罈笠輕輕除去勿令泥灰落下

則鐔中所懸碗內自有清香童便露一碗取出另傾茶鍾內與病者服下每日早晚共服二鍾自有神效　取童便須擇無病無瘡痒者五六人每早煮好松蘿茶一大壺令飲候小便時須剪頭去尾取中間溺出者以鐔盛之此仙方也識者珎之

鉛笠式　鐔式

鉛笠式

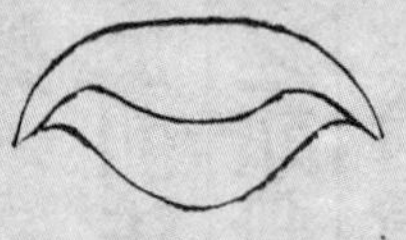

弦要向下以便罩住鐔口

鐔式

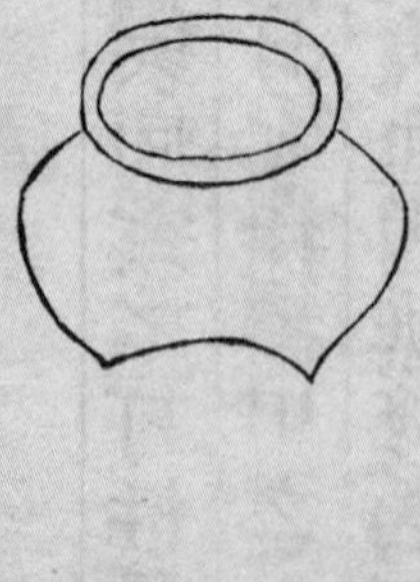

清露飲　治咽乾塞疼而脉虛太及津液乾痛等証

熟地二錢　生地　天冬　麥冬各一錢　釵斛　桔梗

枳殼麩炒各八分　甘草六分

加枇杷葉一片蜜炙去毛　水二鍾煎八分食後服

少陰甘桔湯　治慢喉風証

元參　桔梗各八分　柴胡五分　川芎四分　黃芩三分

升麻二分　廣皮　甘草各六分

加葱白一根水煎服

黃連解毒湯　治重腭等証

黃連　黃栢　黃芩　生梔子各錢半　水煎服

益氣清金湯　耑治喉瘤

人参　茯苓　陳皮　梔仁　薄荷　紫蘇　甘草各一錢

桔梗三錢　川貝二錢　麥冬　牛蒡各錢半　黄芩二錢五分

加淡竹葉三十片水煎温服

逍遥散　治肝家血虚火旺頭痛目眩兩頰赤口苦倦怠煩渴

抑欝不舒咽喉乾痛無形婦人經水不調脉弦大而虚

製白术　白當歸酒炒　炒白芍　茯苓各一錢

柴胡　甘草各八分

加味逍遥散即前方加丹皮　炒梔各五分

二陳湯　治濕痰爲患及胃槽風等証

陳半夏佳九製　廣陳皮各三錢白去淨　茯苓二錢　甘草一錢
加白芥子二錢炒研　生姜三片　水煎服

陽和湯　崙治骨槽風
大熟地一兩　麻黃五分麻黃得熟地不發表熟地得麻黃不膩膈　神用在斯
上肉桂　生甘草各一錢　白芥子二錢炒研　炮姜五分
水三鍾煎至五分食後服　鹿角膠三錢頓化冲服

陽和丸　崙治骨槽風
上交桂一兩　黑炮姜五錢　麻黃三錢
共研末煉蜜爲丸每服須加前二陳湯同煎爲妙幸勿增減出入

靈丹至寶 耑治一切牙痛無不立驗眞至靈之丹

防風 黃芩 石羔 元參 細辛 羌活 荆芥 連翹

黃栢 生地 甘草 白芷 梔子 川芎 菊花 百部

薄荷各二錢五分 川連三錢

右藥共爲粗末置大銅鍋內外用甘草五錢煎水一大碗將藥拌勻再用朝腦三兩研碎分作五七次灑藥上再以大碗盖住文用石羔和麵塩水調勻密糊碗口不可洩氣煮長香一炷取起將升在碗底靈丹用竹刀刮下仍將渣甘草水拌勻復灑潮腦于上如此升取五七次候藥性升盡爲度用磁瓶收固凡牙痛搽上其痛立止眞靈丹也

附走馬牙疳証

証以走馬命名者言其疾速失治即殞命也盖齒屬腎與胃相通腎主一身之元氣凡受積熱火毒疳氣即奔上焦或于麻痘之后及傷寒雜症熱病而成或因平昔過服助陽熱藥並飲食毒所中凡初起口氣甚臭名臭息次第齒黑名曰崩砂盛則齦爛名潰槽熱血迸出名宣露極甚者牙脫落名腐根既脫齒不復生矣可見此症貴速治也

走馬牙疳圖

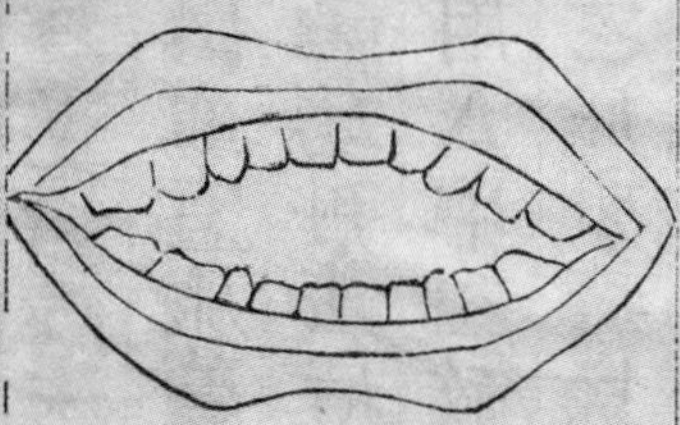

疳名走馬不尋常
緩治須臾命便亡
識得神功蘆薈飲
早施妙手始安康

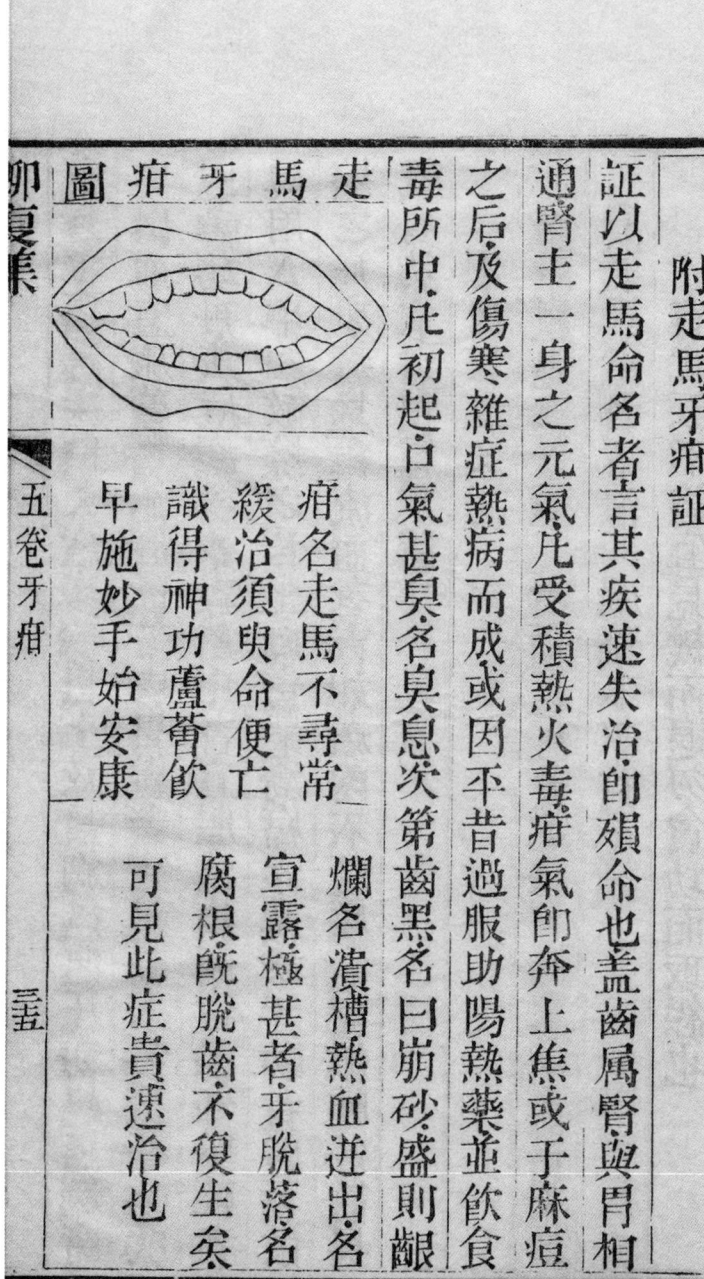

此証多由癖疾積火、痘疹餘毒上攻，最爲迅速。凡初起黑爛腐臭出血，宜服蘆薈消疳飲；若脾胃虚者，宜兼服人參茯苓粥，吹以神功丹。若痘疹後餘毒所中者，宜服清疳解毒湯，外勢輕者俱用人中白散擦之；若堅硬青紫，漸腐穿腮，齒牙動者，蘆薈散擦之。凡牙疳見紅流血者吉，如頑肉不脫，腐漸開爛，腫外散臭氣，身熱不退，俱屬不治。

牙疳五不治症

齒落無血者不治　腮崩唇破者不治　黑腐不脱者不治

臭氣異常者不治　服藥不效者不治

有此五不治，宜見機而退，勿貪功而取怨也。

神效蘆薈消疳飲

蘆薈生用磨五分冲服　羚羊角另磨冲服一錢　川黄連一錢　薄荷八分

銀柴胡　牛旁子研　黑梔仁　元參

桔梗　生甘草各五分　升麻三分

加淡竹葉五片爲引水三杯煎六分食遠服

症重者分兩加倍　外用韮菜根煎水頻漱

人參茯苓粥

人參一錢　白茯苓六錢

共研末同粳米一鍾熬粥先以塩湯漱口再食粥

清疳解毒湯

人中黃　北柴胡各五分　川連　元参各六分　知母
連翹　防風　荆芥各八分　犀角一錢另磨沖服　牛蒡子
淡竹葉各一錢　生石膏二錢　生甘草三分
加燈心五十寸水二鍾煎服
嘔吐加蘆根五錢

人中白散一名神功丹　専治一切牙疳大有神效
人中白二兩　兒茶一兩　黄柏　薄荷　建青黛各八錢
氷片五分
共研極細。日吹七八次。涎外流不止者吉。無涎則毒攻裡
不治症也　並治痘後牙疳一切口瘡屬虛火者神效

附煉人中白法　取多年溺壺近底上者爲最其次卽婦人溺桶刮下者亦可用不拘多少揔取大塊放入磁盆內置屋上任其霜壓雨淋風吹日晒如此兩年取下安新瓦上炭火煅紅以烟盡爲度再乳極細重羅篩過入磁瓶收貯聽用愈陳愈好

異功散一名人中白散

白霜梅　枯礬各二錢　人中白五錢　大梅片二分

共末先以韮根松羅茶二味煎濃汁乘熱以鷄翎洗患處去淨腐肉見鮮血再敷此藥若爛至咽喉者以筒吹之

蘆薈散

蘆薈二錢　黄栢五錢　白人言五分

用紅棗五枚去核每棗納入人言一分燒存性

共研細末先用米泔水漱盡疳毒再敷患處自效

聊復集五卷終

聊復集跋

夫醫猶防將藥猶兵卒難經素問猶韜畧岐伯仲景之方猶陣勢也人身之六經猶地利也天之風寒暑濕猶盜寇也人事之七情猶倖民也凡爲將者先習韜畧次演陣圖再察地利三陽經猶邊關之道路也三陰經猶內境人民所居之地也太陽經是大路少陽經是僻路陽明經是直路太陰經近路也少陰經後路也厥陰經斜路也客邪多由三陽經而來風寒暑濕犯邊關也正邪多由三陰經而起亂民是內地而生也人身血氣如糧草五藏六府如居民糧草充足居民自安糧草不敷則居民自亂猶如內境不寧五賊易于外擾如邪犯太陽即汗而散之

猶陳利兵。乘其未定而擊之。如邪輕者在衛。是寇在關外。用麻黄湯可解。邪之重者在營。是寇在關上。用桂枝湯可解。如邪在胸膈。是寇在關內。須用青龍湯則解。設外寇不靖。而內境盜賊必起而應之。當用兩解法。故有大小青龍桂枝麻黄加減也。如前軍無紀律。致內亂蜂起。當重內輕外。因立五苓十棗陷胸瀉心抵當等法治內。內平則外患自息。須體古人立方之意。雖云發表。而發表中即兼治裡。種種不同。如麻黄湯之發表。必兼降氣。桂枝湯之發表。必先滋陰。葛根湯之發表。即便生津。大青龍湯麻杏甘膏湯麻翹赤豆湯。發表中能清火。小青龍湯五苓散。發表中利水。然清火中各有輕重。利水中復有淺深。如白虎之清火十棗之利水、又解表後之証治其餘陷胸瀉心抵當調胃、四逆真武等劑、又隨証救逆之法、似此妙絕陣圖、今罕見用、如人之身五藏和、血氣旺、雖遇大風苛毒、莫能爲害、惟內虧者易招外患、然外患既侵、趁餘糧未盡、速宜攻擊、而外患可解、外患解然後能悔修補城廓、積草囤糧、庶可少免再侵之患、若兵臨城下、自畏體虛、不速解外圍、逡巡時刻、血氣益虧、再思攻擊而不可得、束手待擒、嗚呼危矣、故曰爲將者膽欲大、心欲小、未有體虛之人、邪氣來侵、而不急求解散、欲求其病而愈者、未之有也、是以古人治未病、不治已病、治已病不治危病、卽此意也、噫醫者病者、其審諸、燕亭自跋